賢者の規範「医療事故調査制度」●目次

第1部　医療事故調査制度を正しく理解しよう

はじめに

有賀　第1部では、平成二十七年十月から始まったこの制度を具体的に、かつわかりやすく解説したいと思います。その前段として、要点をかいつまんで話し合いたいと思います。途中で関心のある話題について詳細を読みたい場合は、当該本文を拾い読みすることもできますから、読者の皆さんは遠慮なく飛ばして読んでください。

まず、この制度を正しく理解するために、医療事故調査に関して歴史的に振り返ってみる必要があると思います。水谷先生の捉え方で少し振り返ってみていただけませんか。

水谷　戦後は、医療事故を調査するということよりも、遍く医療を国民に普及させるということに政策の重点が置かれました。この時代には、医療技術も途上で、保険制度も未整備であったことから、国民は感覚的にも、医師の診察を受けられるだけで満足というケースも多く、医療が民事・刑事の裁判となるケースは極めて少数でした。国民皆保険制度が整備された昭和三十六年以降、医療は、いよいよ国民にとって身近なものとなりましたが、それでも、医療事故が裁判になるということは基本的に民事裁判をさすものでした。

しかし、医療が国民に一定程度普及し、平成の初め頃から、施設数、病床数が減少するようになり、医療は量から質への転換が迫られるようになりました。また、消費者の権利が強く主張されるようになり、患者も医療の消費者として、その権利性を説かれるようになりました。

このような状況で、平成十一年一月、患者を取り違えて手術をするという事故が横浜市立大学病院で発生しました。これ以降多数の医療事故が報道されるようになり、医師が刑事裁判で裁かれるようになりました。

平成十一年から十八年にかけては医療バッシングが世の中にはびこり、小泉政権下での医療費削減とあいまって、医療界にとって「暗黒の時代」となりました。

有賀　「暗黒の時代」ですか。そこで出てきたのが平成二十年の「医療安全調査委員会設置法案（仮称）大綱案」ですね。

水谷　はい。かなり詳細な制度案でした。この大綱案の特徴は、

1　医療事故が起こったら、院長は、国の第三者機関に届出をしなければならない
2　国の第三者機関は、院長からの届出、または、遺族から求めに応じて調査を行う
3　国の第三者機関は、故意や著しい逸脱があると判断した場合には、警察に通知する
というものでした。

有賀　結局、これは廃案になりましたね。

水谷　医療界の一部からの強い反発もありましたし、民主党への政権交代もありましたから。

有賀　大綱案では、医療事故調査に公正性を求めた結果、第三者機関は国の組織に位置づけられ、故意や著しい逸脱があるケースを警察に通報する代わりに、それ以外のケースが刑事事件として立件されることに歯止めをかけようとする狙いがあったと思います。さて、現行制度に話を移したいと思います。

水谷　改正医療法はどのようなものであるか。それを理解するためには、やや迂遠ですが、先ほどお話しした大綱案がまとめられた経緯や時代背景を理解する必要があると思います。

それを理解したうえで、一言で言えば「現行制度は民間ベースの制度で、純粋な医療安全のための制度」であると私は考えています。
この制度の特徴は、次の三点に集約されます。

1　院長は、医療事故の院内事故調査を行わなければならない。
2　民間組織を中心とする支援団体は、院内事故調査を支援する。
3　遺族は、院長が医療事故調査・支援センター（以下「センター」という）に報告した事例に限り、民間の第三者機関に事故調査を依頼することができる。

大綱案との比較で考えるとわかりやすいと思います（**表1**）。

有賀　大綱案は、マッチョで筋骨隆々の第三者が、医療機関に乗り込んで、自ら調査をする。刑事事件にも歯止めがかかりそうだけど、長い目で見たとき、暴走が心配ですね。
それに比べて、現行制度は医療機関が身を削って、信頼できる仲間のサポートを得て、事故の調査を行う仕組み。大変だけど、安心かもしれないなあ。でも、些細なことで刑事事件になってしまってはたまりませんね。

水谷　現行制度ができる前は、院内事故調査を行おうにも、遺族がその実施に強く反対す

表1　現行制度と大綱案（廃案）との比較

	平成27年10月施行の現行制度	平成20年6月の大綱案（廃案）
調査主体	事故が発生した医療機関	国の機関
遺族からの調査請求	なし	あり
警察との関係	警察は、多くの場合は患者側からの告訴を受けて、刑事事件として捜査をすることができる	故意または重大な過失があれば、第三者機関は、警察に通知をすることが明記される一方で、単なる軽過失の場合には、捜査の対象とならないことが想定されていた
医師法21条との関係	検案して異状を認めれば、警察に届出をしなければならない。警察と第三者機関の双方に連絡をしなければならないケースもある	国の第三者機関に通知すれば、医師法21条の警察への届出をしなくてもよい旨、明記された
第三者機関の調査権限	管理者に必要な協力を求めることができる（管理者が拒んだ場合は公表される）	・報告徴求権 ・質問権 ・関係物権の提出、要求権等 （管理者が拒めば刑事罰がある）
事故調査の費用負担	医療機関の負担	国の負担
事故届出を怠った場合のサンクション	なし	大臣による体制整備命令が発動される

れば、必要な事故調査を実施することは困難でした。そのうえ、解剖等の調査費用は自腹で、外部の専門委員も自分で探さなければなりませんでした。新制度では、事故調査が法律上の義務と位置づけられたため、遺族の（解剖以外の）同意を得ることなく調査を始めることができますし、また、調査をするにあたっては、支援団体から、適切な人材の紹介も受けられますし、アドバイスももらえます。

有賀　この制度に登場する組織などについても話しましょう。

医療事故かどうかを判断するのは、「病院等の管理者」となっています。つまり院長の専権事項で、院長の義務と理解して良いですね。

水谷　その通りです。医療事故に該当するかどうかを判断し、医療事故をセンターへ報告し、医療事故を調査しなければならないのは「病院等の管理者」です。管理者とは一般的には、院長です。遺族が、医療事故と考えても、院長がそう判断しなければ、医療事故ではありません。

有賀　事故調査は国の事業として行うのではなく、医療界の自律性に委ねられ、当該病院内での事故調査を基本としています。事故調査のノウハウが少ない中小の病院、診療所での院内事故調査をサポートする「医療事故調査等支援団体」についてはどう考えていますか。

水谷　中小の病院、診療所では事故調査のノウハウが少ないことなどを勘案して「医学医術に関する学術団体」を「医療事故調査等支援団体」と位置づけて、医療機関における院内事故調査をサポートさせるようになっています。

現在、支援団体として、医師会、歯科医師会、看護協会などの職能団体、病院団体、病院事業者、大学病院、学会などが指定されています。

とりわけ、医師会と病院団体の活動が活発で、ホームページに指針などが公開されています。それぞれの団体の考え方が反映されていておもしろいですね。

有賀　「支援団体」と「医療事故調査・支援センター」の役割は似ているように思う、という質問をよく受けます。

水谷　表にしてみました（P32、表2参照）。

「事件は会議室で起きているんじゃない、現場で起きているんだ」というのは、過去にヒットした映画のセリフですが、支援団体は医療事故の支援をするにあたり、医療機関の要請に応じて、現場を訪問することも必要ですね。

有賀　さて、核心のテーマに移っていきましょう。

まず、「医療事故」という言葉の定義について。

水谷　医療事故という言葉は、これまでは様々な意味を含んで使用されてきました。医療者に過失がある「医療過誤」と同義であったり、単に有害事象をさす場合もありました。医療事故調査制度では、「医療事故」を定義しました。

その特徴は、①患者が死亡していること、②提供した医療に起因するものであること、③管理者が予期していないこと、の三つです。

有賀　管理者が予期したかどうかは、ちょっとわかりにくいところもありますが、医療法施行規則で基準が示されました。

水谷　具体的には本文（P35～）をお読みいただくとして、すべての件で、患者に「死亡の可能性あり」と説明するか、または、カルテにそう書いておけば、すべてのケースで調査をしなくても良くなってしまうのか、ということについては「そうではない」ということです。例えば、誤薬等の単純な過誤により死亡することは当該患者の臨床経過にかかわらず予見しないことだから、医療事故に該当する場合が多いと思います。

有賀　次に、院内事故調査の難しさ・苦労を指摘する声が多いです。私もそう思っているひとりです。また、「身内に甘くなるのではないか」という心配も。その心配は否定しないけど、医療者は学会等で、お互い激しく論争する場面はよく見られることであり、医療者の倫理観を信頼してもいいのではないかな。

水谷　その通りです。改正医療法も、医療者のそういった倫理観を信頼したのだと思います。もし、それが信頼できないということになれば、大綱案のようなきつい制度になってしまいますね。

有賀　医師法21条による警察への届出義務に伴って捜査機関との話し合いも必要になります。

水谷　運輸安全委員会や消費者事故調査委員会では、警察との間で、調査に関し、取り決めがなされていますが、それらの取り決めでは、最終的には警察の犯罪捜査に優先権を譲るものとなっています。

有賀　院内事故調査の費用は、医療機関の負担となります。事務的なコストも見逃すことはできません。逆に言えば調査費用が、迅速かつ適切に支払われるようになると、調査がスムーズに行われることになると思います。

水谷　確かにそうですね。そういう意味では、医療事故調査の文化を育てるのは損保会社の大切な役割とも言えますね。中小病院では、調査費用は低廉な保険料の支払で、損害保険の仕組みによりカバーされることになります。医療事故も、支援団体の関与のもとで適切な検証がなされ、それをもとに捜査機関にしかるべく説明をし、民事賠償が必要な場合には速やかに医賠責制度を活用して賠償をする。こうしたことで、警察・検察の理解も得られやすくなると私は考えています。

有賀　厚労省令や医政局長通知を作成する過程で、センターへ提出する報告書に「再発防止策」を書かなければならないことにするかどうかで、大きく議論が分かれたと思います。

　妥協の産物として、医政局長通知では、センターに提出する院内事故調査報告書では、「調査において再発防止策の検討を行った場合、管理者が講ずる再発防止策については記載する」となっています。この記載からすれば、検討を行った再発防止策のうち、実際に

「管理者が講ずることになった再発防止策」のみを書けばよいとされています。しかし、センター調査がなされた場合は、再発防止策が記載されたセンター作成の報告書が遺族に渡ることになります。

水谷　いずれにしても、再発防止策の書きぶりには工夫が必要です。実際には、過失がないのに、過失があるかのような思わせぶりな書き方をしては、遺族に無駄な裁判費用を負担させることになります。

有賀　管理者が「医療事故に該当する」として、センターへの報告を行った場合、遺族が希望すれば、遺族には書面が渡ることになり得る。管理者が院内調査報告書を渡さなかったとしても、遺族がセンターへ調査を依頼すれば、必ずセンター作成の報告書が手に入ることになる。

これからは、医療事故が仲間の医療者の連帯の下で検証されるわけですから、この制度を上手く活用すれば、医療安全や再発防止に役立つでしょう。加えて、スムーズな紛争解決にもつながるかどうかは今後注意深く見守っていく必要があるでしょう。これが当面の結論ということになりますかね。

水谷　その通りです。医療事故調査制度は医療者側の義務ではなく、権利と考えることもできると思います。ということで、以下の本文をお読みいただきたいと思います。

1．医療事故調査制度の成り立ち

平成二十六年六月に成立した「地域における医療及び介護の総合的な確保を推進するための関係法律の整備等に関する法律」（以下「医療介護総合確保推進法」という）により医療法の一部が改正され（以下「改正医療法」という）、平成二十七年十月一日から現行の医療事故調査制度がスタートしました。

実は、医療事故を調査するという制度の仕組みは、平成二十年六月に厚生労働省の「医療安全調査委員会設置法案（仮称）大綱案」（以下「大綱案」という）として、かなり詳細な制度案が示されていました。しかし、医療界の一部からの強い反対と、平成二十一年の自民党から民主党への政権交代もあり、廃案となりました。

現行制度は、事故調査制度の設置を望む患者団体や国民からの要望を受けて、厚生労働省の検討会においてまとめられた案をベースにしたまったく新しい制度です。現行制度は、厚生労働省、医療界、患者団体のセカンドチャレンジとしてまとめられたもので、制度の大黒柱が改正医療法に定められ、詳細については厚生労働省令（医療法施行規則）に委任され（以下「厚労省令」という）、さらに、医政局長通知（平成二十七年五月八日付医政発0508第1号（以下「医制局長通知」という）で細かく解釈が示されています。

改正医療法成立後に、厚生労働省の検討会（「医療事故調査制度の施行に係る検討会」平成二十六年十一月〜平成二十七年三月、座長山本和彦）で議論され、厚労省令が定められ、医政局長通知が発出されました。

なお細かい部分は、民間の支援団体のガイドラインや運用に委ねられています。

2. 大綱案に至った背景

改正医療法はどのようなものであろうか。それを理解するためには、大綱案との比較で考えるとわかりやすいはずです。その大綱案を理解するために、大綱案がまとめられた経緯や時代背景について述べておきます。

戦後は、医療事故を調査するということよりも、遍く医療を国民に普及させるということに政策の重点が置かれました。この時代には、医療技術も途上で、保険制度も未整備であったことから、国民は感覚的にも、医師の診察を受けられるだけで満足というケースも多く、医療が民事・刑事の裁判となるケースは極めて少数でした。国民皆保険制度が整備された昭和三十六年以降、医療は、いよいよ国民にとって身近なものとなりましたが、それでも、医療事故が裁判になるということは基本的に民事裁判をさすものでした。

しかし、医療が国民に一定程度普及し、平成の初め頃から、施設数、病床数が減少するようになり、医療は量から質への転換が迫られるようになりました。また、消費者の権利が強く主張されるようになり、患者も医療の消費者として、その権利性を説かれるようになりました。

このような状況で、平成十一年一月に横浜市立大学病院で、患者を取り違えて手術をするという事故があり、翌月には都立広尾病院で看護師が消毒薬を誤注射し患者を死亡させるというケースが大きく報道されました。追い打ちをかけるように、平成十二年十月に、埼玉医科大学病院での抗癌剤の過量投与による死亡事故、平成十四年十一月に、慈恵会医科大学青戸病院で腹腔鏡手術での死亡事故など、多数の医療事故が報道され、そして、医師が刑事法廷で裁かれるようになりました。

平成十一年から十八年頃にかけては、医療バッシングが世の中にはびこり、小泉政権下での医療費削減とあいまって、医療界にとっては「暗黒の時代」でした。

平成十一年には年間六〇〇件台であった医療事故の民事裁判の件数が平成十五年には年間一三〇〇件台となっただけでなく、警察が積極的に医療事故の捜査に乗り出すようになり、それまで年間二～三件程度であった医療事故の有罪判決数が、平成十七年には年間二〇件を超えるようになりました。このように医療事故が刑事事件化するようになったのは、平成十六年に都立広尾病院事件最高裁判決で、自らが診療していた患者についても医師法21条により警察へ届け出なければならないとされ、医療機関が医療事故を警察に届け出るようになったこともその原因の一つです。「こうした背景をもとに、医療界からも、自律的な医療事故調査機関の創設を望む声が上がるようになり、その先駆的取組みとして日本内科学会を中心に、平成十七年九月から「診療行為に関連した死亡の調査分析モデル事業」（以下「モデル事業」という）がスタートしました（平成二十二年四月に一般社団法人日本医療安全調査機構として法人化)。厚生労働省も設立当初から補助金を支出しています。

このように、医療界にとっての「暗黒の時代」を背景にして起草されたものが、大綱案です。この大綱案の特徴は、

1　医療事故が起こったら、院長は、国の第三者機関に届出をしなければならない

2　国の第三者機関は、院長からの届出、または、遺族からの求めに応じて、調査を行う

3　国の第三者機関は、故意や著しい逸脱があると判断した場合には、警察に通知する

というものでした。

医療事故調査に公正性を求めた結果、第三者機関は国の組織に位置づけられ、故意または著しい逸脱があるケースを警察に通報する代わりに、それ以外のケースが刑事事件として立件されることに歯止めをかけようとする狙いがありました。

モデル事業の成果と反省

モデル事業は、学会、職能団体を中心とした医療界の自立的な取組みで、医療事

故の調査を行うもので、医療事故調査制度の創設に果たした役割は大きい。日本医学会の37学会ほかが参加し、その運営費用の3分の2は厚生労働省の補助金であったが、3分の1は各学会が資金を拠出していた。まさに医療界をあげての取組みであった。また、調査が行われたケースについては、遺族の満足度は高く、訴訟を抑制する効果があることも指摘されている。

しかし、モデル事業には、改善すべき点も少なくなかった。

①取扱い症例が少なかったこと

スタート当初は、年間200例を目標としていたが、平成十七年九月から平成二十七年三月末までの10年間で評価をした症例は219例であり、当初目標の10分の1でしかなかった。

②全国展開できなかったこと

全国12地域（北海道、宮城、新潟、東京（茨城を含む）、愛知、大阪、兵庫、岡山（愛媛を含む）、福岡（佐賀を含む））など、比較的医療資源に恵まれた地域でしか実施できなかった。

③調査委員の負担が少なくなかった。
当初、事故の調査は、解剖が実施されたケースに限定され、その解剖は、事故が発生した施設以外の医療施設で行うことが求められた（のちに、事故発生医療機関での解剖や調査を想定した協働型が追加された）。また、数度の調査委員会が開催され、調査委員への報酬も僅少であったため、委員の負担が少なくなかった。

④当初、警察の捜査が始まったケースは対象外とされた。
当初、医師法21条の届出がなされたケースや、遺族の告訴等により、警察の捜査が始まったケースについては調査しないこととされていた。

3. 現行の医療事故調査制度の特徴

平成十八年二月に福島県第二原子力発電所近くの県立病院で、産婦人科の医師が帝王切開後胎盤剥離中の手術操作で大量出血させ母体を死亡させたとして逮捕・勾留される事件が発生しました。

これは癒着胎盤という非常に難しい症例であるにもかかわらず、経験の少ない専門家の意見をもとに逮捕勾留されてしまったことに対し、医療界からセンセーショナルな抗議の声が上がりました。さらに、刑事事件で起訴された事例の中にも、杏林大学「割り箸事件」や、東京女子医大事件などで、無罪判決が相次ぐようになりました。

この頃を境に、医師の過酷な労働環境とあいまって、世論も医療側に同情的な論調がみられるようになりました。

裁判所においても、民事事件数が減少し始め、平成二十六年には、年間七〇〇件台にまで減少し、医療事故を理由とする刑事裁判も、ほぼ平成十一年より以前の水準に戻るようになりました。

こうした状況の中で模索されてきたのが、現行の医療事故調査制度です。この制度の特徴は、次の三点に集約されます。

1　院長は、医療事故の院内事故調査を行わなければならない。

2　民間組織を中心とする支援団体は、院内事故調査を支援する。

3　遺族は、院長がセンターに報告した事例に限り、民間の第三者機関に事故調査を依頼することができる。

現行の医療事故調査制度は、医療事故の調査を運輸安全委員会、消費者安全調査委員会のような国の組織で行うのではなく、すべて民間の仕組みで行うというのが大きな特徴です。そのため、医療安全のために医療機関自らが自らの費用で事故調査を行うことを基本とする制度であって、第三者機関も国の組織ではなく民間の社団法人です。また、大綱案のように、刑事司法手続におけるメリットも期待できません。

さらに、懸案の医師法21条に関しては、医療介護総合確保推進法の改正附則で、医療事故調査の実施状況を勘案して見直すことに検討を加え、公布後二年以内に必要な措置を講ずる、とされています。

4. 医療事故調査制度の登場人物

(1) 病院等の管理者

現行制度では、医療事故に該当するかどうかを判断し、医療事故をセンターへ報告し、医療事故を調査しなければならないのは「病院等の管理者」です。管理者とは一般的には、病院長です。

詳しく説明すると、病院または診療所には、開設主体と管理者が必ず存在します。開設主体は、個人の場合もありますが「医療法人社団○○会」という法人であったり、「○○県」という地方自治体であったりします。

これに対し、管理者は当該医療機関を管理する病院長、あるいは、院長と呼ばれる個人をいいます。管理者は、医師または歯科医師でなければならず（助産所の管理者は助産師でなければならない）、一人の医師が管理者を複数兼任することは原則として認められていません。

「病院等」というのは、病院（二〇床以上）、診療所（一九床以下）をいい、歯科病院、歯科診療所を含んでいます。今回は助産所も制度の対象となります。また。介護老人保健施設では、病院または診療所の医師として往診により提供した医療である場合には、制度の対象となります。

(2) 医療事故調査等支援団体

現行制度は、当該病院内での事故調査を基本としています。事故調査は国の事業として行うのではなく、医療界の自律性に委ねています。

しかし、中小の病院、診療所では、事故調査のノウハウが少ないことから、現行制度では、「医学医術に関する学術団体」を「医療事故調査等支援団体」(以下「支援団体」という)と位置づけて、医療機関における院内事故調査をサポートさせることにしました。

現在、支援団体として、医師会、歯科医師会、看護協会などの職能団体、病院団体、病院事業者、大学病院、学会などが指定されています。

とりわけ、医師会と病院団体の活動が活発で、

日本医師会の「医療事故調査制度における医師会の役割について」
全日本病院協会の「医療事故調査制度に係る指針」
日本医療法人協会の「医療事故調運用ガイドライン」
全国医学部長病院長会議の「医療事故調査制度ガイドライン」

などがホームページで公開されています。

表2　支援団体とセンターの相違点

	支援団体	センター
団体の数	多数の団体	日本にひとつだけ
団体名	医師会、学会、大学病院、病院団体、病院事業者など	一般社団法人日本医療安全調査機構
活動時期	院内調査と並行する	基本は院内調査終了後
役割	院内事故調の相談と支援（解剖施設の斡旋、専門家の派遣、紹介など）	基本は、院内事故調査の医学的検証。院内事故調査が遅い場合には、センターが院内調査終了前に調査を行うこともある
遺族からの調査申立	受け付けない（ただし、患者相談窓口で事実上対応するケースもある）	受け付ける（ただし、管理者が医療事故に該当するとして、センターに報告をした事例のみ）

(3)　医療事故調査・支援センター

センターは、第三者機関となる民間の社団法人または財団法人です。

主な役割は次の通りです。

①管理者から、医療事故の報告を受け付け、院内事故調査終了時に調査結果の報告を受けること

②管理者または遺族からの申立を受けて自ら事故調査を行うこと

③医療事故調査の知識、技能の研修、啓発活動を行うこと

センターは、平成十七年にスタートした厚生労働省の「診療行為に関連した死亡の調査分析モデル事業」を引き継いだ「一般社団法

人日本医療安全調査機構」がその指定を受けています。

(4) 遺族

現行制度は、死亡事例のみを対象としているので、事故調査が必要となった時点で、当該患者は死亡しており、遺族との関係が生じることになります。

遺族とは、民法上の「相続人」とは異なる概念で、法令で範囲が明確に定められているものではありません。医政局長通知では、「遺族側で遺族の代表者を定めてもらい、遺族への説明等の手続はその代表者に対して行う」とされています。

現行制度では、医療事故に該当するかどうかは、もっぱら、管理者が決めることになりますので、遺族に事故調査をスタートさせる権限はないとされています。

現行制度において、遺族が登場する場面は、次の通りです。

1 管理者は、医療事故が起こった場合に、センターに事故報告をする前に、遺族へ説明しなければならない。

2　医政局長通知では、院内事故調査をする場合、関係者からのヒアリングの一環として「遺族からのヒアリングが必要な場合があることも考慮する」とされています。

3　院内の医療事故調査を終了した場合、管理者は、センターに報告する前に遺族に説明しなければならないとされています。その場合、医政局長通知では、「調査の目的・結果について、遺族が希望する方法で説明するよう努めなければならない」とされ、センターに提出する報告書には「遺族が報告書の内容について意見がある場合等は、その旨を記載すること」とされています。

4　管理者が医療事故としてセンターへ報告したケースについて、遺族は、センターに、医療事故の調査を依頼することができるとされています。つまり、遺族に事故調査をスタートさせる権限はありませんが、管理者が自ら医療事故と認めてセンターに報告したケースについては、原則として、院内事故調査の終了後に、センターに再調査の依頼をすることができます。

このように現行の事故調査制度においては、事故調査の開始前と終了時において、遺族への説明が求められています。

5．医療事故の定義

「医療事故」とは、「当該病院等に勤務する医療従事者が提供した医療に起因し、又は起因すると疑われる死亡又は死産であつて、当該管理者が当該死亡又は死産を予期しなかつたものとして厚生労働省令で定めるもの」をいう。（医療法六条の一〇第一項）

医療事故という言葉は、これまでは様々な意味を含んで使用されてきました。医療者に過失がある「医療過誤」と同義であったり、単に有害事象をさす場合もありましたが、医療事故調査制度では、法律で「医療事故」を定義しました。

その特徴は、次の三つです。

(1) 患者が死亡していること

マスコミ報道などをみると、横浜市立大学の患者取り違え事件は医療事故にカテゴライズされますが、患者が死亡していないため、これは法律上の医療事故には該当しません。

高度障害を負った事例に関しても事故調査が必要であることは論を俟ちませんが、院内事故調査を基本とする現行制度では医療機関の負担が過度になりすぎる可能性もあったことから、まずは、死亡事例に限定することとなったものです。

(2) 提供した医療に起因するものであること

医療事故調査制度では、「医療に起因し又は起因すると疑われる」死亡・死産を医療事故としています。したがって、院内で発生した殺人や、火災による死亡は医療事故ではありませんし、原病が進行して死亡した場合にも、医療事故には該当しません。

厚生労働省の通知によれば、医療に起因する（疑いを含む）死亡または死産の考え方は、**表3**の通りです。

特に、胎児は、母体を通じてしか診察できず、理由がわからず死産に至るケースも多いため、出生した人の死亡とは異なり、「妊娠中又は分娩中の手術、処置、投薬及びそれに準じる医療行為に起因し、又は起因する疑いのある死産」とされています。つまり、単に妊婦検診を受けて、胎児が死亡していた場合には「医療事故」から除外してよいと考えら

表3　「医療に起因する（疑いを含む）」死亡又は死産の考え方

「当該病院等に勤務する医療従事者が提供した医療に起因し、又は起因すると疑われる死亡又は死産であって、当該管理者が当該死亡又は死産を予期しなかったもの」を、医療事故として管理者が報告する

「医療」（下記に示したもの）に起因し、又は起因すると疑われる死亡又は死産（①）	①に含まれない死亡又は死産（②）
○診察 —徴候、症状に関連するもの ○検査等（経過観察を含む） —検体検査に関連するもの —生体検査に関連するもの —診断穿刺・検体採取に関連するもの —画像検査に関連するもの ○治療（経過観察を含む） —投薬・注射（輸血含む）に関連するもの —リハビリテーションに関連するもの —処置に関連するもの —手術（分娩含む）に関連するもの —麻酔に関連するもの —放射線治療に関連するもの —医療機器の使用に関連するもの ○その他 以下のような事案については、管理者が医療に起因し、又は起因すると疑われるものと判断した場合 —療養に関連するもの —転倒・転落に関連するもの —誤嚥に関連するもの —患者の隔離・身体的拘束／身体抑制に関連するもの	左記以外のもの 〈具体例〉 ○施設管理に関連するもの —火災等に関連するもの —地震や落雷等、天災によるもの —その他 ○併発症 （提供した医療に関連のない、偶発的に生じた疾患） ○原病の進行 ○自殺（本人の意図によるもの） ○その他 —院内で発生した殺人・障害致死、等

※1　医療の項目には全ての医療従事者が提供する医療が含まれる。
※2　①、②への該当性は、疾患や医療機関における医療提供体制の特性・専門性によって異なる。

医政局長通知より

れています。

(3) 管理者が予期していないこと

管理者が予期したかどうかは医療法施行規則により、次の①から③の基準で考えることになります。この判断のいずれか一つに該当すれば、「予期していた」と扱ってよい、つまり「医療事故」に該当しないということになります。

ちょっとわかりにくいのですが、法文の定めを見てみますと、

①管理者が、「当該医療の提供前に、医療従事者等により、当該患者等に対して、当該死亡又は死産が予期されていることを説明していた」と認めたもの

②管理者が、「当該医療の提供前に、医療従事者等により、当該死亡又は死産が予期されていることを診療録その他の文書等に記録していた」と認めたもの

③管理者が、当該医療の提供に係る医療従事者等からの事情の聴取及び、医療の安全管理のための委員会（当該委員会を開催している場合に限る。）からの意見の聴取を

行ったうえで、「当該医療の提供前に、当該医療の提供に係る医療従事者等により、当該死亡又は死産が予期されている」と認めたもの

とありますので、この①から③のいずれにも該当しないものが予期しない死亡として、医療事故調査の対象となります。

①ないし③を図でイメージすると**図1**の通りです。

6. センターへの事故報告

法律上の医療事故に該当する場合、医療機関の管理者は、ご遺族に説明を行ったうえで、センターに、遅滞なく報告を行うこととされています。

仮に、遺族から事故調査に反対されたとしても、管理者が医療事故であると判断した場合には、遺族の意に反しても、センターに報告をしなければならず、事故調査を実施しなければなりません。

「遅滞なく」とは、具体的に時間や日数を限る規定は設けられていませんが、正当な理由なく漫然と遅延することは認められないという主旨です。

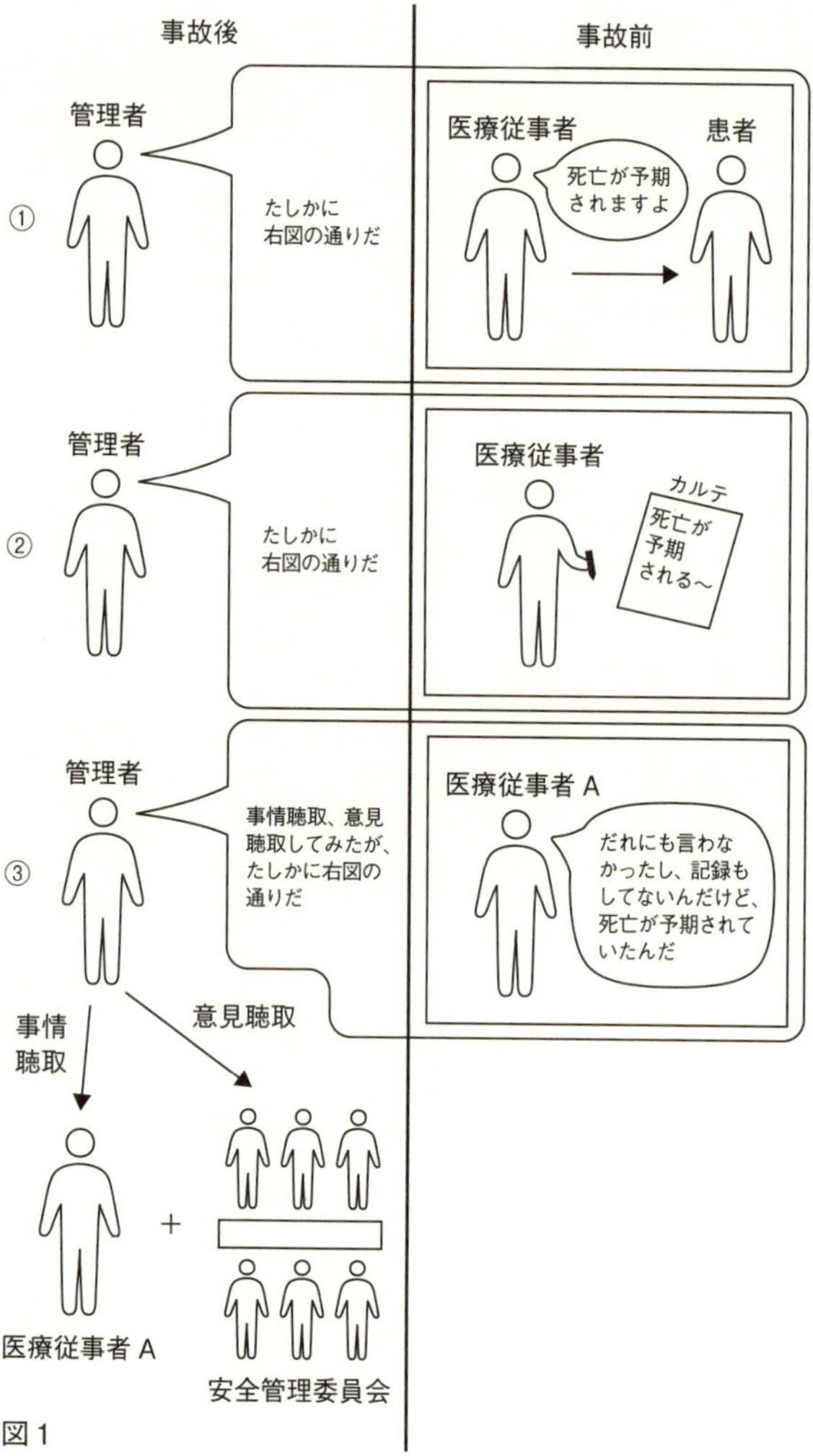
事故後
事故前
管理者
①
たしかに
右図の通りだ
医療従事者
患者
死亡が予期
されますよ
管理者
②
たしかに
右図の通りだ
医療従事者
カルテ
死亡が
予期
される～
管理者
③
事情聴取、意見
聴取してみたが、
たしかに右図の
通りだ
医療従事者 A
だれにも言わな
かったし、記録も
してないんだけど、
死亡が予期されて
いたんだ
事情
聴取
意見聴取
医療従事者 A
＋
安全管理委員会

図 1

ログインには、次の３つの情報が必要です

1. ID（事故報告管理番号）
2. パスワード
3. トークン（ワンタイムパスワード生成機）に表示される６桁の数字

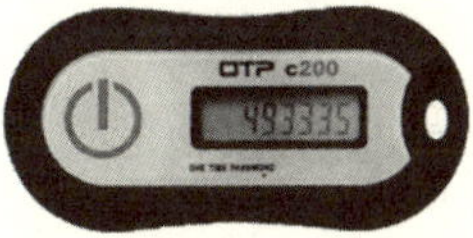

トークンは左の写真のような小さな機械で、ボタンを押すと６桁の数字が表示されます。表示される数字は時刻によって変化します

図２　トークン（ワンタイムパスワード生成機）

（一般社団法人日本医療安全調査機構のホームページより）

実務上は、医療事故にあたるかどうかの判断に迷う場合も多いと考えられますので、その場合には、センターや都道府県医師会等の支援団体に相談して判断をすることもできます。医師会によっては、医療機関向けに24時間体制の相談窓口を設置して、対応に当たっているところもあります。

報告はWeb上でもできることになっていますが、日本医療安全調査機構のホームページによると、その場合、いったん同機構からワンタイムパスワードの端末（トークン）の送付を受けて、それに従ってパスワードを入力したうえで、Web報告をすることになります（**図２**）。

7. 院内医療事故調査

現行の医療事故調査制度では、院内で「原因を明らかにするための調査」を行うことが義務づけられています。その調査とは、どのようなものかを以下で触れます。

(1) 院内医療事故調査の困難さと危険

院内医療事故調査には、様々な困難がつきまといます。

事故調査の実施には、医師、看護師、医療スタッフからのヒアリングが必要となります。

ヒアリングは当事者からすれば屈辱的に感じられる場合もあります。ですから、そういった感情に配慮する必要があります。また、当事者の有利なことと不利なこと、双方を引き出すことになりますから、当事者との信頼関係を大事にしなければなりません。話しやすい雰囲気作りに配慮する必要があります。

さて、調査報告書は、これまでも大学病院等大規模な医療機関を中心に作成されてきました。しかし調査報告書を作成する過程で、いくつか注意すべきことがあります。

まずは、①幕引き収束のバイアスが働くこと、つまり、医療機関の運営側にとっては、医療事故のごたごたは理由はともかく早く終わらせないと、経営に響いてきますので、とにかく早く終わらせたいというバイアスが働きます。十分な調査をせずに、早期の幕引きを図ることは避けたいところです。

次に、②責任転嫁のバイアスが働くこと、つまり、後医と前医、外科医と麻酔医、医師と看護師など、対立関係になる場合があり、それぞれに責任転嫁を言い合うこともあります。民事裁判では、原告側が、この対立をわざとあおるような主張をすることで、漁夫の利を得ようとするケースもあります。医療機関内部で生じ得るこのような対立が生じないように工夫しなければなりません。

また、③短絡的な事実認定が行われやすいこと、つまり、例えば、担当看護師間で、認識が異なっている場合、事実を確定できないのであれば、その旨を書けばよいのに、調査委員会の委員の経験に基づいて、短絡的な事実認定を断定的に行ってしまう場合があります。

このように院内事故調査には、真実をゆがめかねない要素が内包していることを肝に銘じなければなりません。

(2) どんな調査を行えば良いのか

医療事故調査は、法令においては次の①ないし⑥の事項について、管理者が必要な範囲内で選択し情報の収集および整理を行うことをさしています。「必要な範囲で選択して」ですので、解剖やＡｉは必須でありませんし、専門家を外部から招聘するかどうかも、管理者の判断に委ねられています。

①診療録その他の診療に関する記録の確認
②当該医療従事者のヒアリング
③その他の関係者からのヒアリング
④解剖または死亡時画像診断（Ａｉ）の実施
⑤医薬品、医療機器、設備等の確認
⑥血液、尿等の検査

都道府県医師会では、とくに④の解剖または死亡時画像診断が迅速に行えるように体制を整備していますが、病理学者および法医学者の絶対数の不足に頭を抱えています。

また、医師法21条による警察への届出義務の問題が残っており、刑事捜査に伴う司法解剖との役割分担をどう考えるのか、捜査機関との話し合いも必要となります。今後の議論の深化を慎重に見守る必要があります。

(3) 支援団体の役割

医療事故は、多くの医療機関において、非日常の問題であり、単独で事故調査を行うのは困難な場合が少なくありません。

剖検の実施にも、他施設の協力が必要な場合がほとんどであるし、剖検やＡｉ実施のために、ご遺体の保管・運搬・業者も必要となります。また、専門的な知見を有する専門家の援助を必要とする場合も多いと思います。こうしたことは、都道府県医師会や大学病院等の支援団体が各医療機関を支援することになっています。

なお、センターから調査業務の委託を受けた支援団体の役職員には厳格な守秘義務が課されており、正当な理由なく医療事故の情報を漏洩した場合には罰則*が設けられています。

(4) 医療事故調査委員会の設置

改正医療法においては、複数の委員を選任して、合議体の医療事故調査委員会を開催することは、必要とされていませんし、外部委員を招聘することは求められていません。しかし、事案が複雑である場合や、専門的・中立・公正な調査が求められる事情がある場合には、院内で合議体の事故調査委員会を組織し、外部委員の派遣を受けて、調査をさせることが適切であると考えられます。例えば、オリンパスや東芝の企業の不正会計問

＊ 医療法6条の22　医療事故調査・支援センターは、調査等業務の一部を医療事故調査等支援団体に委託することができる。

2　前項の規定による委託を受けた医療事故調査等支援団体の役員若しくは職員又はこれらの者であつた者は、正当な理由がなく、当該委託に係る業務に関して知り得た秘密を漏らしてはならない。

医療法72条第3項

（略）第6条の22第2項（略）の規定に違反した者は、一年以下の懲役又は五十万円以下の罰金に処する。

題、いじめによる自殺で学校の管理体制が問われる場合、団体の内部者だけで検討しても、調査の中立性や公平性に影を落とすことになります。

他方で、外部委員は、組織内部のことに精通していないのが通常ですから、外部委員のみでは調査の成果を上げられない場合もあります。

最終的には、内部・外部という委員の条件よりも、調査委員の資質、つまり、真相究明および医療安全にかける熱意や責任感が重要となるように思います。

現行制度では、事細かに調査の方法や内容を具体的に指示するのではなく、事故の状況に応じて、医療機関の管理者が必要かつ十分な調査が行える仕組みを提示していますので、法令が定める最低限以上の調査をしてはいけないというのではなく、医療事故の原因を明らかにするため、医療事故の状況に応じて、柔軟に対応することが求められています。

(5) 院内医療事故調査の費用を賄う仕組み

院内事故調査の費用は、医療機関の負担となります。解剖を実施したり、事故調査委員会に外部委員を招聘したりすれば、その費用が必要になります。事務的なコストも見逃すことはできません。

現行制度の発足と同時に、損保会社により医療事故調査の費用を補填する保険が開発されました。

日本医師会のA会員（医療機関の開設者・管理者、ただし99床以下の医療機関に限る）向けには、新たな費用の負担なしで事故調査費用が年間最大500万円まで支給されることになりました。それ以外の医療機関に向けても、損害保険会社が保険商品を開発しています。

8. 第三者機関への調査結果報告

管理者は医療事故の原因を明らかにする院内調査を行った場合、センターである日本医療安全調査機構に報告書を提出しなければなりません。

管理者が、センターに報告すべき事項は**表4**の通りです。

厚労省令や医政局長通知を作成する過程で、センターへ提出する報告書に「再発防止

表4　医療機関の管理者がセンターに報告すべき事項

厚労省令で定められた事項	医政局長通知で定められた事項
日時／場所／診療科	
医療機関名／所在地／連絡先	
医療機関の管理者の氏名	
患者情報（性別／年齢等）	
医療事故調査の項目、手法及び結果	・調査の概要（調査項目、調査の手法） ・臨床経過（客観的事実の経過） ・原因を明らかにするための調査の結果 ※必ずしも原因が明らかになるとは限らないことに留意すること ・調査において再発防止策の検討を行った場合、管理者が講ずる再発防止策については記載する ・当該医療従事者や遺族が報告書の内容について意見がある場合等は、その旨を記載すること
当該医療従事者等の関係者について匿名化（非識別化）する	
	本制度の目的は医療安全の確保であり、個人の責任を追及するためのものではないことを、報告書冒頭に記載する
	報告書はセンターへの提出及び遺族への説明を目的としたものであることを記載することは差し支えないが、それ以外の用途に用いる可能性については、あらかじめ当該医療従事者へ教示することが適当である

策」を書かなければならないことにするかどうかで、大きく議論が分かれました。

再発防止策を書くべきとする論者は、①そもそも医療事故調査制度の目的は、再発防止であること、②再発防止を文書化することで、医療機関に検証の機会を促すことになること、を論拠としています。

一方、再発防止策を書くべきでないとする論者は、再発防止策を書くことにすれば、すべきことを行わなかったことを疑わせることになり、訴訟に巻き込まれることになること、を論拠としています。


そこで、妥協の産物として、医政局長通知では、センターに提出する院内事故調査報告書では、「調査において再発防止策の検討を行った場合、管理者が講ずる再発防止策については記載する」としています。この記載からすれば、検討を行った再発防止策のうち、実際に「管理者が講ずることになった再発防止策」のみを書けばよいとされています。

しかし、センター調査がなされた場合は、再発防止策が記載されたセンター作成の報告書が遺族の手に渡ることになります。

ただし、センター作成の報告書に記載される再発防止策は、「個人責任の追及にならないように注意し、当該医療機関の状況および管理者の意見を踏まえたうえで記載すること」とされています。

9．遺族への説明について

管理者は、報告書をセンター提出するにあたり、ご遺族に、報告事項を説明しなければなりません。改正医療法においては、遺族に対し「説明」すれば足りることになっており、「報告書の交付」は義務ではありません。

しかし、厚労省令や医政局長通知を作成する過程で、遺族に文書を交付すべきとするかどうかについて、大きく議論が分かれました。

遺族に文書を交付すべきでないとする論者は次のような点を論拠としています。

①改正医療法において、文書を交付する義務はない。

②文書が一人歩きして、医療機関が不当に訴訟に巻き込まれる可能性がある。

また、遺族に文書を交付すべきとする論者の論拠とするところは次のようです。
①遺族は素人であり、口頭で説明を受けてもただちに理解することができない。
②センターに提出する報告書のコピーを交付すれば足り、交付は容易である。
③文書をもらえないのであれば、口頭での説明をこっそり録音することにならざるを得ず、かえって、無用の対立を招くことになる。

これに関しても、妥協の産物として、医政局長通知により、「口頭又は書面若しくはその双方の適切な方法」により、「ご遺族の希望する方法で」説明するよう努めなければならない、とされました。

10. センターの調査

医療機関の管理者が「医療事故」としてセンターに報告した事案について、遺族または医療機関の管理者がセンターに調査を依頼した場合には、同機構が調査を行うことになります。その調査とはいかなるものでしょうか。

大まかにいえば、医療事故調査制度は、院内事故調査制度が基本であることから、センターの調査もこれを尊重することになり、センターが依頼を受けた時期を院内調査の前後に場合分けをし、次の通りとしました（厚生労働省ホームページQ＆A、および、センター「医療法六条の一八第一項に基づく調査等業務に関する規程」参照）。

①院内事故調査終了後にセンターが依頼を受けた場合
院内調査の検証を中心に行う。新たな事実を調査するというより、院内事故調査結果の医学的検証を行いつつ、ヒアリングや、知見の整理を主に行う。

②院内事故調査の終了前にセンターが依頼を受けた場合
院内調査の進捗状況等を確認するなどして当該医療機関と連携し、早期（約三カ月程度）に院内調査の結果が得られることが見込まれる場合には、終了報告を受けてその検証を行う。

なお、センターの規定によれば、センター調査の費用は次の通りです（センター「医療法六条の一八第一項に基づく調査等業務に関する規程」）。
①病院等から調査の依頼を受けた場合　十万円
②遺族から調査の依頼を受けた場合　二万円

11．報告書の刑事捜査や裁判への転用

現行制度では、以下の場面で、事故調査に関する文書が残ることになります。
①管理者が作成しセンターに提出した報告書
②管理者が遺族説明のために文書を作成した場合には、その文書
③センターが作成した調査報告書

医療事故調査制度は、専ら医療安全のための仕組みであることが、法律上も明確に位置づけられており、このように事故調査制度に基づいて作成された報告書は、専ら医療安全のために活用されるべきと考えられます。

しかし、現在、刑事捜査や裁判の仕組みを定める法律において、医療事故調査制度で作成された報告書を、裁判の証拠として利用したり、刑事捜査の参考としたりすることを禁

ずる規定もありません。

したがって、院内事故調査報告書、または、センターの調査結果報告書が刑事捜査や裁判に使用される場面もあり得ることは常に念頭に置かなければなりません。

こうした事故調査報告書の転用を避けるため、一部では、患者との間で交付した報告書を裁判の証拠としては用いない旨を合意する証拠制限契約を締結するというアイディアが提案されていますが、狙い通りの法律上の効果は期待できないといってよいと考えられます。

12. まとめ

医療事故のみならず、あらゆる分野での事故調査は、ヒト・モノ・カネが必要となり、それに携わる者は洞察力、コミュニケーション能力、分析力、文章力、など多彩な能力が求められます。さらに、各医療機関において、医療安全のために事故調査を必要と感じ、積極的に協力する土壌が必要となると思います。

事故調査にあたる人材の育成のみならず、その調査に協力する社会的な土壌が必要となります。

これらを総体としてみれば、医療事故調査は一つの「文化」です。文化の育成には時間が必要です。改正医療法は、遍く日本中に事故調査の文化の種をまきました。その果実は国民全体および全世界で享受できる文化的財産であるから大切に育てたいところです。

第2部　医療事故調査制度が正しく運用されるには

□座談会出席者一覧（五十音順）

有賀　徹（あるが　とおる）

1950年長野県生まれ。1976年東京大学医学部卒業。昭和大学病院院長。日本臨床医学リスクマネジメント学会副理事長。2012年4月より全国医学部長病院長会議大学病院医療事故対策検討委員会委員長、2013年9月より東京都医師会院内調査委員会ワーキンググループ委員。（詳細はカバー参照）

中島和江（なかじま　かずえ）

大阪大学医学部附属病院中央クオリティマネジメント部部長・病院教授。神戸女子薬科大学、大阪大学医学部、フルブライト奨学生としてハーバード公衆衛生大学院修士課程を卒業。1999年より大阪大学において医療安全に関する実務・教育・研究に従事、2006年より現職。これまでに国立大学附属病院長会議医療事故防止方策に関する作業部会、全国医学部長病院長会議大学病院医療事故対策検討委員会、日本医師会医療安全推進委員会、日本医療機能評価機構患者安全検討委員会等の委員を務める。

中島　勧（なかじま　すすむ）

1964年東京都生まれ。1991年東京大学医学部医学科を卒業後、同大学整形外科に入局。2002年より救急部へ移籍し、危機管理業務に従事。2008年より同附属病院医療安全対策センター長として院内の医療安全業務を統括、2011年救命救急センター長を兼任。2014年日本救急医学会医療関連の事故調査等の在り方検討特別委員会委員、全国医学部長病院長会議大学病院医療事故対策検討委員会委員。

三木　保（みき　たもつ）

1953年東京浅草生まれ。東京医科大学医学部医学科卒業後、同大学脳神経外科に入局。同大学病院救急救命センター勤務、本邦初のCVラインセンター設立、初代センター長などを経て、同大学にて2009年脳神経外科分野教授、2013年医療の質・安全管理学分野主任教授、東京医大病院安全管理室室長。2015年東京医大病院危機管理担当副院長に就任。（財）自賠責保険・共済紛争処理機構紛争処理委員、医療安全全国協同行動企画委員会技術支援部会目標別支援チーム委員、日本医師会医師賠償責任保険調査委員会委員、独立行政法人医薬品医療機器総合機構専門委員、第14回日本臨床医学リスクマネジメント学会会長など務める。

水谷　渉（みずたに　わたる）

1998年明治大学法学部法律学科卒業。2004年弁護士登録。県立大野病院事件などの実務活動とともに（駒込たつき法律事務所）、公益社団法人日本医師会総合政策研究機構において、医療刑事事件の調査・研究活動や医療事故調査制度の政策提言等を行う。

主な論文：「日医総研ワーキングペーパーNo.213『医療刑事裁判について』」、「医療安全と医療訴訟」（共著、イムジック出版）など

吉田謙一（よしだけんいち）

1953年福岡県北九州市出身。愛媛大学医学部1979年卒業。1983年愛媛大学法医学助手、1991年大阪大学講師、1992年山口大学教授、1999年東京大学教授、2014年より東京医科大学教授。日本臨床医学リスクマネジメント学会理事長。心臓突然死、虚血・毒物による死亡・細胞障害の研究、医療事故調査・死因究明制度の研究・改善に取り組む。

米村　滋人（よねむらしげと）

1974年東京都生まれ。東京大学医学部医学科卒業。東京大学医学部附属病院、公立昭和病院勤務の後、法学研究の道に入り、2004年東京大学大学院法学政治学研究科修士課程修了。日本赤十字社医療センター第一循環器科にて再び臨床医療に従事した後、東北大学大学院法学研究科を経て2013年より東京大学大学院法学政治学研究科准教授。専門は民法・医事法。2014年より厚生労働省「医療事故調査制度の施行に係る検討会」構成員として医療事故調の制度設計に従事。

医療事故調査制度の目的をどう捉えるか

水谷　皆さんきょうはありがとうございます。大変僭越ながら司会を仰せつかりましたが、司会者を介さずにそれぞれでやり取りをしていただいてもまったく構いません。私の役割としてはサッカーの試合にボールを放り込む役割だろうと思っておりますので、自由に議論していただければと思います。よろしくお願いいたします。さっそく議論に移らせていただきたいとは思うのですけれども、進め方についてご意見があれば伺いたいと思います。

米村　医療事故調制度では個別のいろいろな論点があります。個別の事例を挙げて「これは『予期していた』死亡と言えるのか」ということについて議論することは必要とは思いますけれども、他方で、この論点を最初に議論することはあまり適切ではないと私は思っています。というのは、結局どこの範囲で予期しないものとして捉えるかというのは、この制度をどういう形で運用させるかという政策論のようなものと裏腹の問題で、ここだけ単独で切り出して議論しても、有効な解決は出てこない気がするからなのです。

つまり、この医療事故調の仕組みはまったく不十分でこれに頼っても仕方がないから他のルートで解決していきましょうという立場を取るのであれば、なるべく機能させないという方向に行ってもおかしくありませんし、それなりの機能を果たし得るのでこの限度では使いましょうという立場を取るのであれば、制度が有効に機能し得る事案に関してはなるべくこの事故調制度に流す方針を採用することになります。予期しないかどうかというのは法的に言うと評価的要件ですので、それは一種の政策的な価値判断によっても変わってくるはずなのです。

従いまして、まずそこのところを議論しなければ、「予期していた」の内容を最初に議論してもあまり意味がないのではないかと思います。

有賀　この制度があってもなくても、病院がやらなければならないことはほぼ決まっていますよね。

水谷　いかがでしょうか。ではまず、この制度自体の趣旨や目的について議論したいと思います。

表1　医療事故調査制度の特徴

- 2008年の「医療安全調査委員会」大綱案に対する批判を踏まえた制度設計がされている
  →刑事手続と接続させず。判断主体は民間団体
- 支援団体のサポートの下での院内事故調査と、センターによる第三者調査の２本立てのしくみを採用
  →モデル事業のコンセプトを引き継いだと言える
- 責任追及目的ではなく、原因究明・再発防止策の検討のための事故調査であるとされている

米村　この点に関しては私の方で参考資料を用意しています。オフィシャルな特徴として言われているものを三点ほどにまとめてみました（**表1**）。

まずは、二〇〇八年の医療安全調査委員会大綱案というのが、克服されなければならない過去といいますか、ベースになっています。この二〇〇八年の大綱案が勤務医の一部の方々からかなり激しく批判されて、それを踏まえた制度設計になっているというのが一点目です。具体的には、刑事手続とは連続していないという点と、第三者機関が判断するということで政府が直接その判断に関わるということにはなっていないという点、この二つのポイントがあるだろうと思います。

それから二番目に、支援団体のサポートのもとでの院内事故調査の整備という仕組みと、センターによる第三者調査の

表2　異なる２つの「事故調査」

・多数の「インシデント」事例の解析を通じて、「事故が起こりやすい背景的状況」を探索すること。その結果を踏まえ、状況の一般的な改善を図り、事故リスクを低下させること　【インシデント型事故調査】
・少数の「アクシデント」事例の解析を通じて、「事故の原因」を探索すること。その結果を踏まえ、一般的に事故の原因となる要素を除去すること　【アクシデント型事故調査】

二本立ての仕組みが採用されているということになります。これは、今回の制度がモデル事業のコンセプトを引き継いだことの表れだとも言えます。

それから三番目として、今回の医療事故調査が責任追及目的ではなく原因究明・再発防止策の検討のための事故調査であるということは、再三強調されているところです。第一の点の刑事手続と連動しない制度になっている点とも相まって、全体にこの制度が刑事手続その他の責任追及には使われないようにするのだという強い意図で作られているということは言えるだろうと思います。

有賀　先日、リスクマネジメント学会でお話しされた二種類の事故調査について聞かせてください。

米村　はい。事故調査にはインシデント型事故調査とアクシデント型事故調査の二種類があります（**表2**）。これは私の勝手な造語です。インシデントを大量に分析・解析して、事故が起こりやすい背景を探索し、そこから事故予防につなげるというのがインシデント型事故調査です。そして、少数のアクシデント事例の解析を通じて事故原因を探索し、一般的に事故予防につなげるというのがアクシデント型事故調査です。

今回の事故調査制度でいう調査は明らかにアクシデント型事故調査です。アクシデント型事故調査というのは、実はあまり一般的な事故予防には有用ではないのではないかというのが私の考えです。インシデントの調査の方が件数も多く、医療事故につながりやすい背景的事情が如実にわかります。ところがアクシデントでは、何人かの人が順次ミスをしていることもありますし、複合的にさまざまな問題が発生し、それが相まって、結果的に一つの事故につながっている場合が多いのです。そうなると、何が決定的なポイントだったのかというのがよくわからなくなります。そういうところをしっかり解析していくというのは、よほどのプロになるとできるのかもしれませんが、なかなか簡単ではないという気がします（**表3**）。

水谷　そうすると、実は事故予防に関しては期待できるところがあまり大きくないという

表3　制度の実質的意義

・今回の事故調査はアクシデント型調査であり、再発防止策の検討は必ずしも容易でない ・他方、第三者による事故調査を行ったこと自体による「納得効果」によって、医療事故の「紛争化」を未然に防止する役割が期待される ・地方の中小病院など、事故調査の人材やノウハウがない病院は多く、事故発生時にうまく対応できない事例が散見されていた。院内事故調査に関する支援団体のサポートは、運用次第だが、良い制度になる可能性あり

ことでしょうか。

米村　では何も意味のない制度なのかというとそうではありません。事故調査を行ったこと自体によって、医療機関に疑いの目を向けている遺族の納得を得て紛争化を防止することができる場合があるとされています。このような事故調査の効果を、これも私の造語ですが、「納得効果」と呼ばせていただいています（表3）。この「納得効果」によって、医療事故の紛争化を未然に防止でき、訴訟件数が減るのであれば、遺族側にも医療機関側にもメリットのある制度だと言うことができます。

　私は法律畑の人間なので訴訟になっているケースを見ることが多いわけですが、実際に医療訴訟になっているケースの中には、明らかに無理筋で、これは判決が出てもどう考えても患者側は勝てないという事例が結構多いのです。それなのになぜ訴訟を起こしているかというと、どうしても納得できないからです。墓前に報告できない、このままでは終われない。そういう一種の感情論によってそこまでいってしまっているケースも結構ありまして、それは要するに納得してもらえればそれで終わりの話です。どういう手続きを介して何をすればそういう遺族の納得が得られるのか、という観点から問題を捉えるのが適切だろうと思うのです。

そこで注目されるのが医療事故調査の機能です。モデル事業においても、第三者が介在して事故調査を行うということによって納得が得られるということは指摘されておりまして、「納得効果」が期待できるのではないかと考えられます。

それから表3の三番目ですが、地方の中小病院など事故調査の人材やノウハウがない病院は結構多い。私は、二〇一三年まで八年間ほど東北大学におりまして、東北地方の割とローカルな医療事情も見る機会があったので、そういったことも踏まえて痛切に感じるところです。いろいろな意味で地方は非常に厳しいのです。人材的にも予算的にも厳しいという状況で、事故調査に振り向けるリソースがないというケースが大変多いわけです。そういう場合に、サポート役の人が適切な形で院内事故調査に介入するというのはむしろ好ましいことではないかと私自身は思っております。今の状況で事故調査を各医療機関に完全にゆだねてしまうと、リソースの乏しい医療機関では十分な事故調査ができず、場合によっては医療事故調査がむしろ紛争をあおり立てる結果になってしまうこともあり得ますので、そうならないようにある種の経験者がきちんと入って見ていくというのは、私は良い制度になり得るように思います。

実は表3の一番目はあまり期待できない、二番目はそこそこ、三番目が一番期待できるという感じで、下にいけばいくほど私自身の期待が大きいわけです。この制度で一番期待できるのは院内事故調査がサポートされる仕組みで、二番目は遺族の「納得効果」です。そういう感じでこの制度を捉えており、意味のある結果が期待できる限度で使えばいいのではないかというふうに思っています。

水谷　ありがとうございます。三木先生どうぞご発言ください。

三木　ちょっと踏み込んだ話で議論が先走ったら申し訳ないのですが、表3の二番目の、第三者が関わるというところからすると、基本的に第三者の立ち位置によってはもう院内での事故調査制度と対峙していることになりますよね。

米村　院内事故調査の場合には、院内のメンバーが中心で、外部者は一人か二人で入ってくるという形で十分でしょう。それくらいしかできないだろうと思います。

既存の調査制度と新しい制度との兼ね合い

三木　これはこれから運用論へと話が進んでくると出てくる話題だと思います。第三者を入れるということがどのくらい可能か、あるいは議長を誰にするかとかいうところにも大きな枠組みができてきます。それで、家族の期待からすると、これに似たモデル事業もやりましたけれど、「どうせ議長が院内だったら結果は見えているじゃないですか」という話も出てきます。一方で、重大事故で病院に無関係の第三者が来て、やっと社会的には「これが一番新しい取組みだね」というような評価を受けるようなこともその当時あったとか伺います。紛争化を防止するためには第三者のウェイトを相当大きくしないと意味をなさない部分があるのではないかと思っています。つまり、制度とのニュアンスの齟齬があるような気がしています。運用の仕方での第三者の関わり具合の程度問題を少しお話ししていただければと思います。

中島（和） 大学病院をはじめ比較的規模の大きな病院では、過去十年以上にわたって医療安全の仕組みを作り、現場から様々な報告がなされると、院内の担当委員会や専門部署等で検討し、必要な場合には事故調査委員会を設置し対応してきた実績があります。そのようなプロセスの中で、今回の医療事故調査制度の対象事例についても検討し、医療安全活動の一環としてきちんと対応していくという理解がとても大事だと思うのです。

私はある病院の医療安全委員会でお世話になっているのですが、先日会議がありました。「国の医療事故調制度開始に備えて、院内のフローチャートを作りました」と言って、担当者が一生懸命考えて作られた案がそこに出てきました。それを見た病院長や副病院長は、このフローチャートがよくわからないとおっしゃるのです。その理由は、この病院で従来から行われているインシデントやアクシデントに関する検討や対応の流れと、医療事故調査制度で求められている病院としての判断や対応が、まったく独立したものになっていたからです。重要なことは、従前からある院内の医療安全を向上するための仕組みの中に、この制度で求められていることを、どのようにうまく入れていくかということだと思います。

三木 まったく同感で、私どもは当然そのようで、各大学もそうでしょう。私たちも基本的に、吉田先生にも参加いただいている検討会もありまして、院内事故調、それから病院の検討会など、かなりしっかりやっています。そこにこの制度をどのようにコミットさせるかということがあって、現在のやり方などを拡大・充実させることで対応していくフローチャートを十月に向けて作ってきました。中島（和）先生のおっしゃる通りで、今までやってきたことは決して無駄ではなく、それを法律に基づいた制度の中で発展的な利用の仕方をするべきだと思います。

水谷 そうですね。そういった意味では今回の法律というのは、今まであるものを法的に後押しするというか、シフトしていく、後ろからどんどん支えていくという、そういう役割もあるとは思います。ただ、これまでは中小の診療所あるいは一〇〇床以下くらいの病院だと、自分たちで事故調査委員会を作ってやっていくというのはなかなか難しかったと思います。そういった医療機関が自分たちの事故調査をやろうというふうに思ってくれることを期待して、この法律というのはできているところもあるのではないかと思います。

米村先生のお話のように、院内事故調査に関する支援団体のサポートというのは運用次第で、それで良い制度になる可能性がある。そういう意味で、これからの運用次第でこの新しい制度というのは良くもなれば悪くもなる、そういった二つの側面があるのかなと思っています。

そうすると、今まで大学などの大きな医療機関では事故調査をやってきたわけですけれども、それをやることで皆さんはどういう効果を期待されてきたのでしょうか。

有賀 今の先生のご質問は、例えば昭和大学病院でやってきたことに、どのような意義が見出せたかということでしょうか？

水谷 その議論をすることで、米村先生の事故調の目的というところに辿り着くのかなと思ったのです。

有賀 あまり熱心ではなかったような病院が熱心になるという効果はたぶんあると思います。わが身にさらされるという意味から。だから、中小病院で比較的ノウハウのないところで、日本国の仕組みを使って助けてもらいながら患者さんに説明することがしっかりできるようになるだろうという観点で見る限りにおいては、良い効果だと思います。

ただ、そのことそのものは本来的に、法律があってもなくてもやらなければいけなかった話です。僕は病院に説教して歩いたことはもちろんないのですが、東京都医師会の病院の先生などから相談されるとやはりこういうことは普段からしていたほうがいいですよねという話はもちろんします。具体的な症例で相談に乗ってほしいという話になった場合、「委員長を」と言われると大変です。ですから下級生の、例えば内科の医師や部活の後輩に声をかけたりして助けてもらい、報告書を作るというようなことはしてきました。

だから、法律があってもなくても、実はその気になってさえいればそれはできたのだろうと思います。ただ、地方のように「ちょっと来てください」と言われてもなかなか行けないような、人的資源に恵まれていないところに関しては、米村先生がおっしゃるようなことでうまくやれば可能だろうという感じはします。たぶん、大阪でも東京でも、少し電車に乗れば寂しいところは少なくありませんからね。

本制度の功罪

中島（勧） 今の有賀先生のお話に関連して。こういう制度ができてもちろん良くないと感じる点もあるかもしれないけれども、良い点という捉え方をすると、違う見方で二つあると私は思っています。

一つは、大きな病院だとこれは検討しなければいけないと思って検討していても、組織が大きいから外から見てもあまりわからないため、制度があればやっていることが明示できるという点。もう一点は大病院であれば、普段から研究しているような施設だから医療事故について検討していても、研究でもしているのだろうと患者家族は思ってくれるかもしれませんが、普通の中小医療機関では院内だけでできないから外から人を呼んでまで検討を始めたら、こんな特殊なことをやっているからにはよほど大変なことが起こったのではないかと思われてしまうのではないかと、躊躇してしまうことがあると思います。ですから、「制度ができた」ので頼んでやるということはできると思います。

ご遺族の方々が、これは病院サイドが本当に言っている通りなのかなと思っているようなことでも、なんとなくわからないで終わってしまっていたことが、外から人を呼ぶのがルールだから呼んで検討した結果こうだったということで信頼を得られる可能性もやはりあると思います。そうはならないこともあるかもしれませんが、少なくとも良く捉えればそういうふうになると思います。

また、以前の事故調の議論のときには、警察が来ることをなくすためにそうした機関ができたらいいなという話から始まっていましたが、今回はそこがなくなっている以上、少なくとも医療機関は何か起きたら事態が大きくても小さくても必ず事故調査を行うと宣言をする。そうすることで時間はかかるけれども医療機関はきちんとやっていると患者さんが納得してくれれば、逆に今度は第三者も何もなく、自分たちだけでもきちんとできるときがくる可能性があると思います。だから、信頼を得るための組織であってルールであって、これをきちんと実施することで、もしかしたら五年後、十年後には支援センターに回るようなものが減ってくるということもあるのではないかと考えました。その二つを利点として捉えれば意味があるのではないかと思います。

三木　今の中島（勧）先生の発言で少し気になったのは、なんでもかんでもというところなのです。「基本的に」ですが、この制度が十月一日から始まって本当にどのくらいの数が出てくるのか。この法律の趣旨に基づいていくならば本当はどのくらい出るのかわかりませんが、日本病院会の理事の発言では、アンケートを取ると年に一、二件かなというのがありました。本筋論からは少しはずれますが、結果としてこれが運用されてこれにかかる労力、費用等を踏まえて、なんでもかんでもきちんとやるということが社会に対する医療側の責任と捉えて多数実施するということでいくと、労力過多になる可能性もあります。

中島（勧）　「なんでも」という言葉を使っていますが、それはたくさん起きたら起きたものすべてという意味ではなくて、どんな場所で起きても、どういう状況で起きても、そこに届け出るという検討対象になるという意味です。

例えばこういう医療機関だったら無理だからやらないという話ではなく、一応そういう検討の対象になり得るというルールにしておいて、現実的には本当に届け出るかどうかということになったらそんなに出す必要はないと私は思います。ですが、最初から必要ないと言ってしまったらそれは患者さんやご遺族の信頼を得られないと思いますから、やはりルールとしてはどんな医療機関でもきちんとしたルールに則ってやるということが大切です。ただ、そのきちんとしたルールというのが、それを除外してしまう医療機関を作ると今度はそこが信頼されない危険性もやはりありますから、適用は広げておいて現実的に出すかどうかというところできちんと検討をして、本当に必要なものに限ってやるというのが、私の考えです。また、「中小の医療機関でも」というのはこういうことです。

大学病院のようなところであれば日々そういうことを考えながら、これはちゃんと調べなければとか考えながらやっています。しかし、そういうことがそれほど起こらない医療機関でもし医療事故が起きたときに、調査にさえ立ち会えないという医療機関も多いはずです。そういう人たちがない時間を絞って散々説明しても全然納得していただけず、結果的にかなり揉めそうになってから第三者に聞くよりは、もっと早い段階で、例えば今東京で作ろうとしているような医師会のようなところに、これはちゃんと調べたほうがよいかということを確認して、必要だということになったら動いてくれる機関があったほうがいい。要は、立ち会いすらできないようなところでは、遺族の満足は言うまでもなく、納得していただける程度の調査すらできないと思います。これまでは大部分はうまく話をすることで済んでいた医療機関でも、やはり時にはかなり揉めて立ちいかなくなるようなこともあったと思うのです。この制度が始まることにより、そういうことがなくなり、平均的にある程度の信頼に足るところがきちんとした回答をしてくれて、必要があれば調査もしてくれるというふうに捉えれば、私は大きな医療不信を持つ人が出てくることは減るのではないかと思います。

どのような事例を俎上に載せるのか

三木　私も中島（勧）先生と同じかもしれませんけれども、何をこの制度に乗せるかということの方向性を出したい。今、中島先生が言われたように、とにかく何でも一応まずそれをきちんと見て、それで管理者が総合的に判断したという法律の文言に基づいて報告するというところから考えますと、やはり事故調査の俎上に載せる前に相当な吟味の場がないといけないということになるように感じます。

私たちもフローチャートを作っています。けれども、それは現状のあるものを最大限に利用しています。しかも届け出る時間は「遅滞なく」としています。厚生労働省に問い合わせたところ、「遅滞なく」は「遅滞なく」以上の答えは出せないということでした。「二〜三週間はありですか」とお聞きしましたら否定も肯定もしません。私どもはそれを考えていますから、ある程度、病院長、管理者がしっかりした判断を総合的にできる時間をもって、それで予期せぬ死亡という文言にも鑑みて、しっかりこの制度にコミットする案件を出しています。もちろん、対象を広く取ったうえできちんと組上に載せるという作業段階が必要ではないかと考えています。

水谷　ここで例のウログラフィンの事件*について先生方のご意見をお伺いできればと思い

＊　平成26年4月、国立国際医療研究センター病院（東京都新宿区）で、免許取得後5年目の整形外科医が、78歳の女性患者に脊髄造影検査を行う際、脊髄への注入が禁忌とされている造影剤ウログラフィンを誤って脊髄腔内に注入し死亡させた。平成27年7月、東京地方裁判所は整形外科医に、業務上過失致死罪により、禁錮1年、執行猶予3年の有罪判決を言い渡した。なお、過去にも医療従事者が有罪判決を受けた同種事例が数例ある。

ます。まず、先生方の今いらっしゃる医療機関では、これは起こる事故なのか起こらない事故なのか。どなたかご意見をいただきたいのですが。答えにくいでしょうか。

中島（勧）　あの事件と同じことは、「個人が」という言葉は使ってはいけないのかもしれませんが、その最後の瞬間に間違えてしまうとすれば、どこでもたぶん起こり得るのではないかと思います。今回のあの事件は、置いてある物を自分で取って自分で使うというやり方をしていたようです。普通はたぶんできていることが多いと思いますが、用意してもらうのは面倒くさいから誰かに用意してもらうのではなくて、少なくとも複数の目を経てから実施するような制度にすれば、なくなるかどうかはわからないけれど減るとは思います。

もう一つ、私はあの事件に関しては当初から言っているのですけれども、ウログラフィンで助かっている事例もあります。助かっている事例のように集中治療とか救命の措置が十分であったかどうかについてはあまり聞こえてきていません。私でしたらそこに力を入れるのではないかと感じます。起こることはやはりゼロにはできない気がします。

中島（和）　ウログラフィンの事故に限らず、医療事故はどこの病院でも起こり得ます。

もちろん、他の医療機関で起こった事例を他山の石として、現場の緊急点検を行ったり安全対策を講じたりすることは大切です。

しかし、医療は複雑適応システムでありダイナミックに変化し続けていることを考えると、いつ、どこの病院で、誰が、どのような医療行為を行っているときに、どのような状況で医療事故が起こるのかを、予測するのは困難です。だからこそ、患者さんの状態を注意深くモニターして、何かあればチームや組織として対応できる力が重要なわけです。

ＷＨＯの Surgical Safety Checklist の推進者として有名な外科医でライターでもある Atul Gwande 医師は、ウイリアムズ大学の卒業式で、Ghaferi らの研究チームが行った術後死亡率に関する興味深い研究結果について述べています。術後死亡率の低い病院群と高い病院群で、術後の合併症の発生率にはあまり違いがなく、大きく異なっていたのは合併症を起こした患者さんを助けることができた率であったというものです。

つまり、患者を注意深く観察して、早い段階で臨床的な問題を察知し、必要な治療を開始することができるような医療チームや病院の持っている力が、患者のアウトカムに影響を与えるわけです。英語ではマインドフルという言葉が使われますが、注意と配慮が隅々まで行き届いた医療チームや病院の力というものが、安全な医療には不可欠だと思います。

水谷　三木先生、いかがでしょうか。

三木　中島（勧）先生が言われたようにどこででも起こると思います。中島（和）先生が言われたようにこの嫌疑が起きた時点で決して対岸の火事ではなくて、私たちの病院でもまったく同じ状況で起こり得るということを考えて、現状がどうなっているかをまず把握しております。しかしそれなりにレベルの高い精度にしたとしても、いわゆるエビデンスから考えるといろいろな環境、忙しさ、ヒューマンファクターが加わると、その中でも起こってしまうことがあり得ます。事故が起きたことに対して検証し、システムの構築をするわけですけれども、やはりまた起きてしまうだろうということは想像されます。

一つの単純な医療事故として捉えるのではなく、起こってしまってもリカバリーショット、トラブルシューティングができるシステムができていれば、かなりの部分は解決できる。患者に有害事象として残らない部分も多いのです。ところが、初動が悪いと連鎖でいろいろなことが起こってきて、結局その最初の事象のところに注目がいってしまい、マスゴミ沙汰になってしまう。起こり得ることとして起こっても、病院の機能としてそれがリカバリーできるような病院や安全体制も大事です。起こらないように考えることも大事です。それが求められると思います。

事件が起こるとそのときは一過性のトレンドのような形でどこでもこの件を取り上げる。しかし、風化してしまってまた同じことが起こってくる。私どもは二〇〇三年に中心静脈ラインの事故を起こし、相当レベルの高いシステムを作って対応しました。対応し続ける努力は大変です。このことに対しては全国的に発信したつもりです。けれども、まったく同じ内容の事件が特定機能病院、大学病院レベルで昨年度も起きてしまいました。

事故が起きたときに、今回のどこの部分を取ってどうだということの報告になってくると非常に難しいということです。事故を見た人がそれを無視して通り過ぎたのと同じような状況だったら何もならないと思います。

水谷　そうですね。これは刑事裁判にまでなって、つい先日、東京地裁で有罪が確定しました。裁判でやる調査はこの女性医師に責任があるかどうか、過失があるかどうかというところのみを検討するわけです。けれども、今の先生方のお話を聞くと、そういうところよりもどういうふうにしたら起こらないか、あるいはリカバリーショットをどうするかというところに焦点があるので、裁判なり責任追及の議論と医療安全の議論というのは随分違うのだというふうに実感したところです。

さて、このウログラフィンに関しての事故が起きたのは制度の発足前ですけれども、これについても新しく始まる医療事故の調査の仕組みの中で検討すべきかどうかという問題が出てくると思います。医療事故の対象となる事故というのは、「提供した医療に起因し、または起因した疑いのある予期しない死亡または死産」ということですけれども、今回のこのウログラフィンの件が「予期しない死亡」に当たるかどうかというところをいろいろな団体がいろいろな議論をしています。これについて今、先生方のお話を伺っただけでも調査の必要はおそらくあるのだろうというふうに思いますが、これについてこの制度に乗せるべき問題なのかどうかというご意見はいかがでしょうか。

三木　これに乗せるものは何なのか。もちろん私たちは大学レベルの病院では起きた重大な有害事象があれば数に関係なく一つひとつやりますけれども、ではこれを全国の助産所から大学病院まで含めて適用すると、さっき水谷先生がおっしゃった「予期せぬ」というところまで戻りますが、本当にその数、地域格差、あるいは施設格差等々があっていいのかという大きな心配があります。また、数が多いのが良いのか悪いのかというのも最終的な一つのディスカッションの結論としてほしいというのがお願いでございます。

吉田　中小の病院における事故調査の問題点を、私の解剖屋としての経験から、モデル事業の事例を挙げて紹介します。

二〇〇床程度の規模の病院に、若い患者さんが骨折で入院していて、その治療後、いわゆる突然死をされましたが、奥さんは病院の説明に納得がいきませんでした。というのは、術後に手のしびれがあったときに「血栓でしょう」と説明をされていたのに、実際に亡くなったときには心不全と説明されました。そこで、モデル事業の調査を受けることを病院に要請しました。

モデル事業の調査では、主治医が解剖を行う病院に行って診療経過を説明し、解剖が終わるまで待って遺族と一緒に説明を聞きます。この間四～五時間ぐらい拘束されます。この病院では、この対応ができないと感じたので、法的拘束力の有無をモデル事業の事務局に尋ねましたが、拘束力がないと言われた途端にやめてしまったのです。今、想定されている制度では、遺族、病院双方について、解剖の承諾の問題が解決されていません。この事例では、私はモデル事業で解剖立会いに呼ばれていたのですが、結局、自分のところで司法解剖をしました。解剖の結果、下肢の深部静脈血栓が肺で塞栓を生じていることがわかりました。司法解剖では、法律上、遺族に対する説明は難しいのですが、私は、状況を見ながら、遺族にも病院にも適宜伝えています。このケースについては、解剖結果を基に病院と遺族との間でうまく示談で終わったようです。この事例とは反対に、インフルエンザ脳症の状態が悪くなり、あちこちたらい回しにされた挙句、開業医さんの下で亡くなった事例をモデル事業で引き受けたこともありました。

先生方がイメージされているのは、大きな病院で、相当重大な事故が起こった場合だと私は思うのです。確かに、手術後、夜間、早朝に、出血性ショックや窒息（頸部）で死亡したケースも少なくありませんでした。しかし、司法解剖で、よく経験したのは、ここに挙げたような事例に加えて、心筋梗塞の患者さんの容体が悪化した後、緊急の冠動脈形成術中に亡くなってしまうようなケースです。解剖すると、冠動脈の解離や穿孔が起こっているケースもありますが、意外と治療と関係なく心筋梗塞の経過中に亡くなったと思われるケースが少なくありませんでした。その他、カテーテルの挿入や抜去、胸腔穿刺等に伴う事故も少なくありませんでした。私は、このような治療中の容態急変事例は、いちいち事故調査を大げさにやるより、解剖をして結果を、早く遺族や病院に伝えたほうがうまくいくと思います。そのあたりが現場のイメージと私たち解剖屋の経験の間にちょっと乖離があるという気がしています。

水谷　今まで事故調査というのは各病院の判断で必要だと思えば実施していたのですが、今回制度ができて「予期しない」という要件と「医療に起因する」という要件が後ろからかぶってきている。そこで現場と法律の間でどうしたらいいのかという混乱が生じている。これからもずっと生じていくのだろうなと思いますけれども。

米村　吉田先生のお話はとても重要なポイントを含んでいるように思いました。というのは、今回の制度とモデル事業の何が一番違うかというと、解剖を重視するかどうかということが根本的に違っているのです。モデル事業の運営には法医学や病理学の先生が入っておられて、解剖を非常に重視した制度設計になっていました。そのため、医療事故が発生したら原則として24時間以内に報告する仕組みになっていて、なるべくいろいろな意味でフレッシュなうちに解決に向けた動きが始まるように設計されていたのです。

けれども今回の制度は、少なくとも建前上は解剖と接続しているということがないもので、医療事故発生の数カ月後にセンターに情報が上がってくるということもあり得るわけです。そうなると、数カ月たっていて解剖ができるはずもないので、解剖を行って確実な証拠を得るという形での解決は難しくなるケースもかなり出てくるのではないかと思っています。

ただ、こういう事故の対応というのは、時間がたてばたつほど大げさな対応をしなければいけなくなるということも事実であるように思います。火事と同じで、初期消火が一番大事なのです。最初の段階できちんと対応しておけばそんなに大げさにしなくてよかったのにということは、いくらでもあります。最初の段階で解剖して、客観証拠が明らかになっている状況であれば、お互いに争いようもないのでそれでズムーズに片がつく。ところが、二カ月も三カ月も引き延ばしたりすると、その段階では解剖ができないので何もわからない、カルテの内容も詳しくなく、関係者の記憶も曖昧になっている。そうすると、カルテの乏しい記載から推測しなければならないということになります。そうなると、医療側の主張と遺族側の主張が一種の水掛け論に終始してしまい、最終的には訴訟までいってしまうというケースが出てくるわけです。

なるべくそういう結果にならないように、早め早めの対応をしましょうというコンセプトをこの制度が持っているかというと、持っていないのだと思います。それが今回の制度の問題点と言えば問題点かなという気がしています。

三木　私にとっては大変よい示唆に富む発言です。逆に言うと、管理者が総合的にきちんと判断して報告せよ、あるいはこの制度に乗せなさいということですね。それから解剖が非常に重要だということも認知したうえで、初動が大事だということもわかっていますが、更に解剖の結果を踏まえて、十分考えたうえでということになると、報告のタイミングなどますます混乱したなという感じです。

有賀　確かに混乱と言えば混乱でしょうが、今までやってきたことにプラスアルファで管理者がちょっと考えなければいけないことが増えているというだけの話です。考えるところが結構しんどそうだというのはありますが、しんどいのは管理者ですよね。ですから、昭和大学病院の場合で言うと、管理者がしんどくなるようだというだけで誰も議論は仕掛けてきません。今までやっていることを淡々とやればよいというように皆なんとなくそういうふうに思っている。

昭和大学病院に関して言えば、医療安全に関する会議としてインシデントレポートの読み合わせを行う会議などいろいろな会議があります。医療事故調査という言葉も必要に応じて使っていますが、最終的に医療安全管理対策委員会というのが月に一回ありますが、それを臨時で開くことにしています。「昨日こんなことがあった。だから明後日の朝八時から集合」という感じです。集まってみてやはり要調査となれば、例えば麻酔科の先生を呼んでくるとか、整形外科の先生を呼んでくるとか、他の大学から呼んできたりします。そのときは明後日来てくださいというわけにはいきませんので二〜三週間後に第二回の医療事故調査委員会を開催するというようにします。最初の敷居はすごく低くして、すべて一応皆さんの目を通してしまえというふうにしていますよね。

三木　その方式ですとセンターへの報告は2回目の会議のあとということですよね。

有賀　そうかもしれません。

三木　一回目は、事故のあった翌々日に会議を開くということですか。そして、そこで

「出す」となれば報告を出す。

有賀 それは一回目のときに、これはそうだねとなれば院長の判断によっては四日後に出している可能性もあるわけです。遅滞なくという話は、病院でその考えるプロセスを合理的に費やしているということがわかればいいというもので、厚生労働省では二週間であれ三週間であれ、その部分はどうしても詰めたいというようなことでやってきましたということであれば別にいいわけです。

米村先生、解剖をやらなくてもいいという話は、むしろ日本国全体の事情を鑑みてそれでパスしたのではないかなということで、あまり深い事情はなかったのではないかと僕は漠然と思います。東京あたりだとその気になればできますから。解剖ができるところはやってくれ、できないところはしょうがない、というぐらいの考え方ではないのでしょうか。

昭和大学病院において行っている医学は西洋医学であり、西洋医学の最後の最後の部分は病理解剖である。だから病理解剖をするのが筋である。だから患者さんが亡くなったら病理解剖の話をするのが筋で、病理解剖の話をしているかどうかということはカルテでチェックします。ですから、僕が病院長になって今五年ですが、その間カルテの最後のページをチェックするということはすべてやっています。ですから亡くなるときの景色がわかる。その景色がわかれば、おかしいなと思えばすぐに調査を行えばよいだけの話です。亡くなった症例について昭和大学の病院長はみんな把握していますかという質問がきたら、「把握しています」と答えることができます。だって病理解剖しているかを見ているわけですから。

そういうふうに、普通にきちんとした医療をやっていれば、おそらくそんなにぐちゃぐちゃになるほど難しいことはないのではないかと思います。ただ、米村先生のおっしゃった制度で実現させたいものはいったい何なのかということについては、これは私が言っているわけではないのですが、厚生労働省の会議を通じて感じるところを参考にしますと、実現させようとするところが民事訴訟で弁護士さんがお金をたくさんもらうことというふうに、もし思ってしまうと、この制度はたぶん瓦解するだろうと思います。もしくは誰も使わないということがあるのではないかなとは思います。

中島（勧） たぶん、有賀先生のように精査をいつもされているところというのは、やはり大きな病院です。それを代行するような機関を、今回特に医療の中でそれをしようということがすごく強く言われて、医師会のようなところが動いていますけれども、それが今回実現されているということが非常に重要なことではないかと思います。

以前の事故調のときというのは、医療の中が少し弱くて、調査機関が医療の外にできる感じだったのですけれども、今回のいわゆる支援センターの機能は限られた一部で、支援団体がかなり大きな部分を担いますので、それこそ本当にその地域ごとの医療を代表するような組織がきちんと調査をして判断する。そういう意味では、理想的に言えば、医療全体が信頼に足るような組織・システムになるために役立つというふうに思います。

ですから、事故調査を実施しなければならないような事態が起きたときを考えたらたぶんあったほうがいいと思います。

東京都医師会の対応について

吉田　水谷先生、東京都医師会はどういう対応をしていかれるのかというのを何か聞かせていただけませんか。

水谷　それは有賀先生のほうが詳しいと思いますので、有賀先生お願いします。

有賀　東京都医師会ではワーキンググループを作りました。そのための新しい理事を作り、小林先生（順天堂大学）をその担当理事とし、医師会の中に組織されたワーキンググループで議論をしています。そこではこの制度に乗って支援しなければいけないというときにどうするかという議論もしていますが、そういう議論よりも、需要としては自分たちの病院でこんなことが起こったんだけどどうしたら良いのかという「よろず相談」がおそらく数多く来ることを予測してその対応を議論してきました。例えば「普段からインシデントレポートを積み上げるような仕組みをお作りになったらいかがですか」とか、「ご家族に説明するときにもし困ったら、大学から誰かお呼びすることを考えているなら紹介します」とか、そういう対応をすることにもなるだろうと考えています。

米村先生がおっしゃるように、もしこの制度が誰かが他のことのために、つまり目的外使用をするということがあれば、そういうふうな使用をさせないためにはどうしたらいいかという相談事になる可能性もあります。けれどもどのようであれ、東京都医師会会員のどなたでも相談ができる仕組みが望ましい。そのように私たちのワーキンググループでは考えています。

水谷　大学病院では立派な医療安全管理室というのがあって、それぞれ対応を相談できるのですが、市中の病院は実質がないところもかなり多いので、そういったところを都道府県の医師会が代行できるのかなという気はしています。そういった意味で医師会の役割としても、社会的にも大きな期待が寄せられていると思います。

有賀　もう一つついでに。全国医学部長病院長会議におけるこの件の議論は、もうまさに中島（勧）先生がおっしゃった通りなのです。要するに中小の医療機関における患者さんとの信頼関係をより強化させようということです。だから自分たちは都道府県医師会をそのプラットフォームにして、大学に支援がきたらそういうつもりで出かけていこうじゃないかというふうなメッセージです。このメッセージそのものはもう二年くらい前に出しているんです。今回の仕組みを直接的に想定してはいませんでしたが、医師会をベースにしながら医師会会員の病院が困ったら地域の大学病院がそれなりの手伝いをしにいくということが大事なのだという言い方をしています。

だから東北大学で言えば、宮城県で何か困れば宮城県医師会から要請を受けた東北大学の先生が、少し車を走らせて飛んでいってもらう。それでその病院における医療者と患者さんとの信頼関係を強化する。でもよく考えてみたら昔からやっていますよ。私が大学にいたときは、頻繁に周辺の病院に手術に行ってました。要は、院長先生が、東大からの先生が来て一緒に手術をやりますからと言えば、患者さんから見れば東大に行ったのと同じようにやってくれるのだとなるわけです。別に虎の威を借るという観点ではありませんが、やはり大学病院から来た医師と一緒に手術をしますという話は、たぶん患者さんに説明する小さな病院の院長先生から見てもそれを聞く患者さんから見ても、それじゃあお願いしますね、という感じだったのでしょうね。

第三者招聘の意味と要否

水谷　それは医療事故調査に関しては非常に有効な面があるのではないかと思います。調査委員会を開催するときに外部から人を呼ぶかどうかというところとも関わってくるのではないかと思います。この点はいかがですか。また、現状はいかがですか。それと、今後はやはり呼んだほうがいいとお考えなのか、それともケースバイケースなのか。いろいろお考えがあると思いますので、お聞かせいただければと思います。

中島（勧）　外部から来ていただくというのは、私は件数的にはそう滅多にないと思います。私の施設ではこれまで数年に一回程度だったのですけれども、それは例えば非常に専門性が高く限られた特殊な医療現場で、内部と言っても本当に関係者しかわからないような場合であるとか、そうするとそれがわかる専門病院から来ていただくというのはもちろん有効だと思います。私は特にこういうふうにお願いしますという説明はしませんが、きちんとした医療者であれば外部から来た人が自分の役割をきちんと把握して、この病院はここの部分を改善するともっといいという指摘をしてくれる。中にいたら例えば病院にお金がないからとか要望してもいつもやってくれないから無理だろうと思い、対策案として出せないことでも、第三者だから比較的真正面から指摘してくれる。

ところが、個人が悪いというような話をずっとするような人が来てしまうと非常に不運だと思います。医療界全体として役割をみんなが把握して、少なくとも呼ばれた人は把握しているということであれば、中にいたらなかなか言いにくい指摘や改善したかった点を外部から指摘してもらえるメリットがあるように思います。すると病院長としてもお金はないけれどやろうというふうになると思います。

今、国立大学では相互チェックと言って問題点を指摘し合うシステムがあります。昔は毎年、今は二年に一回、他の国立大学から医療安全に関して一覧表で何ができているかというのを提出してもらい、それを他の大学病院から乗り込んできてチェックしていって、ここに問題があるというのをチェックし合うシステムです。それも対応は大変なのですが、ここを指摘してほしいなというところを指摘してもらうと、これはやらないといけないということで相互に高められます。たぶん事故が起きたときでも来てくれる人がそういう観点でやってくれるのであればいいと思います。中の人にわからないときはやはり外の人に来てもらわないと本当にわからないので、そういうときに役立つと思います。ですから、外から来てくれるのは役立つ場合の方が多いと考えています。ただ、それは何でもかんでもではありません。すべてがその候補にはなり得るけれども、現実的にはそうすることはあまりない、これが実態だと思います。

水谷　米村先生、この外部から事故調査委員会に人に来てもらうというのは、これは法律上の要請と考えてよろしいんですか。

米村　そういうわけではないと私は認識していました。そうはなっていないですよね。

水谷　法律としては医療事故調査を行うために必要な支援を求めるものとするということなので、必ずしも外部委員を呼ぶということまでは求められていないのかなと思います。そういう理解でよろしいですね。

米村　はい、それでいいと思います。

有賀　厚生労働省から医療安全推進室長に来ていただいたときに、支援を得てほしいという話でしたよね。

中島（勧）　はい。私も必要な支援をということであれば、必要がなければいらないのでしょうかとお伺いしたところでは、「支援はしてもらってください。ただ、内容についてはおまかせします」ということでした。例えば大学病院だったとしても、「このような進め方でやっていこうと思っているけれども、これで大丈夫でしょうか」ということを尋ねることでも〝支援を受けた〟ことになると思っています。極端な話は、報告書を作ったので内容について確認をしてほしいということも〝支援を受けた〟ことになるのだと思います。逆に、厚生労働省から調査のために回ってきたチェックリストにある「どういう支援ができるか」というリストを見たときに、助言や調査手法などがすべて〝支援〟に入っています。ですから、極端な例ですが〝支援が必要ないかどうか〟ということを院内の状況をお話しして確認することも支援になると私は思います。極端すぎますから実際にはないとは思いますが。

大学病院がそういう支援をどうこうと考えるよりは、支援を受けなければできないところについて個人の判断でやることを防ぐための文言だと理解しています。外部委員を入れなければいけないことと捉えられているような気がしますが、私が医療安全推進室長にお尋ねしたときは「なんらかの支援である。内容については特に問わない」とお答えになっていました。

有賀　調査に関して外部からの人的支援を得なければいけないということについて、全国医学部長病院長会議はどう考えるかという質問に対して、厚生労働省の担当者に聞いたこととして回答しました。これは必要と考えれば人的支援を求めて良い。ただそのときに中立性とかなんかのために呼ぶという問題ではなくて、全国医学部長病院長会議では地域医療の充実を考え、地域医療の一環としていくという観点で考えていると答えてきました。

モデル事業のときの話にしても、なんとなく権威主義的ニュアンスなきにしもあらずで、中立性とか公正性とかに言及され、あたかも現場が何か隠そうとしている、または最初から喧嘩の構図がある、このような話で外部の人が入ってくるような印象がありました。そのために、そういうことを非常に嫌がる人たちが、違うのではないかと質問してくるのだと思います。私ももちろん好きじゃありませんけれども。

三木　外部委員を入れるかということについてどう考えているかという質問をマスコミ関係からよく受けます。本質的には中島（勧）先生や有賀先生もおっしゃった通りだと思うのですが、公開性・透明性という文言にマスコミですから触れるわけです。そうなると、内容も含めてどのように運用されているかが正しく報道されないと、この制度の主旨に基づいた委員が入っているか等々の話が出てきます。マスコミは世論を作る傾向にあるのがみえみえな聞き方をしてきます。

だから、私どもも高度な医療をやっていますから、同じことをやっているような先生をお呼びしないと議論できないというときにはそのような先生をお呼びしますし、全体像を見渡す中立性を見たいときなどはなるべく第三者をお呼びするという基本スタンスでいます。しかし、始まる前から「呼ばないことありきなのですか？」というマスコミ等々のアンケート調査やインタビューを受けているので、これからこの制度が走り出したときの第一報、第二報など内容によっては、非常に怖いと思っています。マスコミが世論を作っている時代ですから。

中島（和） 私たちの病院で調査および再発防止策の検討を行う際には、それに適したプラットフォームはどこか、検討に必要な専門領域は何か、それを担当できるのは誰かということをよく検討したうえで、場とメンバーを慎重に決定してきました。

例えば、外科系診療科、手術部、医療機器メーカー等で再現実験等を行い、原因の究明と対策の実施をしたものもあります。また医療安全部門を中心として、複数の診療科と中央診療部門のメンバーでワーキングを設置し、現状把握、リスク分析、対策立案を行ったものもあります。また、院内の専門家のみで調査委員会を設置したものもあれば、外部の専門家、例えば人工臓器を専門とするエンジニア等に入っていただいた例もあります。また、複数の医療機関の専門家に書面で評価を求めたケースもあります。このような判断は、本院の医療安全の問題を検討する組織横断的な委員会で行っていますが、要は調査の目的を果たせることが重要なのです。

一方、一般の医療機関で院内事故調査を行おうとすると結構、苦労されています。例えば、調査方法がわからなくて院内の調査委員の皆さんが途方にくれるケース。また、個人の責任追及ではなくシステムに起因する問題を明らかにしたいと考えているにもかかわらず、調査報告書の文章にそれをうまく反映できないで苦労するケース。このようなケースでは、外部委員によるサポートが必要です。また、「公正で中立な調査を行うために、外部委員に入ってもらっています。僕たちは被告ですから、外部の先生方よろしくお願いします」と言われたこともあります。

事故調査のリーダーや調査委員に求められる人間的な資質

水谷　そうですね。中島（和）先生のおっしゃった言葉の中に、「僕たちは被告で」というのはまさにもっとも心配するところです。当事者になった医師はどうしてもそういう気持ちで事故調査というものに向かわれると思います。とある医療事故の調査委員会の話ですが、最初はなんかピリピリの雰囲気なのです。これで大丈夫かなと思ったのですが、有賀先生が委員長をなさっていて、そこはさすが有賀先生で、関係者からの話の聞き方だとか場の空気の作り方などが絶妙に上手で、参加された先生もすごくよく話してくださって、最後にはみんな笑顔なのです。この雰囲気は感動的でした。だから、そういった空気を作れる人が事故調査に携わるというのが、一番いいのだろうと思います。

その他に何か事故調査の工夫とかそういったことがあれば教えていただきたいと思います。

有賀　感染管理の経験からですが、君たちは「ダサい」と言って乗り込んでいって、最後に仲良くなって帰ってくる。

水谷　それはすごいですね。

中島（和）　レトロスペクティブな事故調査では、後知恵バイアスが強く働くために、「調査の中でみつかるものは探しているものだけ」になりがちだという批判があります。先入観に基づいて、カルテを確認し、当事者に話を聞くと、「やっぱりそうだった」といった見当はずれの評価や結論に至るリスクがあります。そうならないようにするためには、院内調査の主体である病院は「外部委員にお任せ」ではなく、普段医療が行われているシステムや、調査事例に関する臨床的また状況的な詳細なコンテクストに関する情報をしっかり提供し、また自分たちの分析や見解を述べることが不可欠です。

水谷　ほとんど精神論になるのかもしれませんけれども、事故調査の調査委員に求められる人間的な資質というのはどういうところだと思いますか。

三木　資質もそうだし座長の力量も大きいです。

水谷　具体的にはどういうところでしょう。

有賀　基本的には医療を行ううえでの職業倫理というか、患者にとって正しいことをやろうという話で出発しているはずなのです。なにも難しい話じゃなくて、ヒポクラテスとかナイチンゲールとかその手の話で出発していますから、そういう観点で事故から学ぶという、それだけの話だと私は思います。それとは違う〝いやらしい考え〟が入ってくると、おそらく違う議論が余計な時間を使って展開する。おそらくそうだと思います。

東京都医師会での試行事業のときも、どうやってまとまるのかわからなかったけれど、片方が某大学関係の病院だったので完全に最初から私がやらなくてはと腹をくくっていました。なんだかんだ言いながら、全員しっかりやろうとしてくれているということがわかれば、あとは淡々粛々とやっていくわけです。それでいいのではないかと思うのですが、それを生業にするような人たちが入ってくるとややこしくなるのです。

三木 今回の法律の原点に戻っていけば良いのですが、それを枝葉のところから議論を始めてしまうと何も動けなくなり、金縛りの状態になってしまいます。ぶれないで進むということがまず大事だと思いました。

有賀 「地域における医療及び介護の総合的な確保を推進するための関係法律の整備等に関する法律」というわけで、医療と介護の総合的な確保なわけでしょう。だから、医療および介護の総合的な〝崩壊〟ではないわけですよね。そういう意味では素直に理解すべきだと思うのですが、素直に理解しないで何か企てようとする人がいると話が混乱する。

三木 病院の力量が本当に試されますね。ですから中島（和）先生のところは素晴らしいと思います。私は今、案件を抱えているのですけれども、一つひとつの対応でこういう事故に対する医療安全体制、安全の防止策への提言を含めていく、それから文章の書き方も覚えていくというのは一回でぽんとできるものではなく、相当の熟練度、学習、研修をしていかないとできません。このようなことを地方の病院が一回の事案に対してできるかというと、相当厳しいと思いますよ。

中島（勧） 私が医療安全を担当するようになって六年半くらいになります。相談をいつでも受けるため携帯の番号もホームページに載せています。そのため、夜中でも電話がかかってきます。「それで何が問題なのですか?」とよくよく聞いてみますとほとんどすべてと言っていい事例が〝問題〟ではなかったのです。例えば「結果が悪かったと患者の家族が怒っていて、みんな慌てている。これは大変だ、どうしたら良いのか」というようなものなのです。ほとんどの場合はきちんと対処もしているし、医療機関にもよりますが少なくともある程度の大きさの医療機関で、複数の人数で医療安全対応をしているところでしたら、「これは警察へ届ける事例ですね」というようなものはそんなにないと思うのです。

しかし、説明の仕方が悪いとか対応次第で、またはバックアップ体制がきちんとできていない場合は、やはり変な方に向かいます。今回の制度の中でもそうです。「あなたは知らないかもしれないけれども起こるのですよ」ということをまず話してあげて、「問題だとは思うけれどもそれは別に医療従事者の問題ではなくて治療法に関する問題であって」とご家族に説明できれば、そもそも問題になること自体が減るだろうと思います。逆に、どういう事例であっても患者さんが亡くなって遺族が警察に届け出ればそれは問題になるのです。問題があろうがなかろうが。

たぶんそこをわかっている人が調査に行けば、もちろん問題があったら駄目なのですが、私の感覚ではきちんとした医療従事者であれば適切な対応ができると思います。

医療過誤で訴訟になった事例というのは、これだったら事故が起こって当然という典型的なものが多いと思います。本当にとんでもない間違いというのは刑事訴訟の事例などを調べていくとありますけれども数は少ない。だからそのことを説明できる。非常に残念だけれども手を尽くしました、けれども間違っていないということを、最初に誰かが保証してあげる。そういう心を持った人が医療事故調査をリードするような立場に入っていれば、そんな変なほうにはいかないと思います。

ですから外部委員になる人が、内部に悪いところがあるとかではなくて、起こり得ることであるとしたうえで、〝ここを変えれば〟という観点がとにかく大切だと思います。今回の制度で第三者を呼ぶということが特殊ではなくなることは、おそらくそれができない医療機関にとってはいいことなのではないでしょうか。先ほどもお話ししたことです。

私自身が特別なやり方ができるというわけではないのですが、救急部門にいればこそ、予想外と思うようなことも起こることがわかりますし、こうすれば助かると言える場合もある。だから今は頑張りましょうという説明から入りたいなと思います。

水谷　患者さんに説明するときも、説明する人の人間力というかキャラクターというか、そういったものも非常に大事なんだろうなという気はします。

外部委員の位置づけ

米村　二点お話しさせていただこうと思います。

一点目は外部委員というものの位置づけについてです。今回のこの医療事故調査とはちょっと文脈が離れますが、法律の関係者の間では、組織運営の会議体などについて外部の人を入れるかどうかという問題は昔からずっと議論されてきました。例えば、株式会社の取締役について、社外取締役を法律で義務づけよという意見が随分前からありました。実際に社外取締役を選任している企業ではうまくいっている、という理由で立法が検討され、実はつい最近、法律（会社法）や証券取引所のルールとして社外取締役の一部義務化がされたのですが、未だに会社経営の専門家などからは批判が出されています。それはどうしてか。もちろん、外部から口を出されることを経営者が嫌うとか、そんなことをすべての会社に義務づけるのは無理だという意見が強いということもあるのですけれども、社外取締役を入れたから本当にガバナンスがうまくいくのかというと、そうではないという認識がかなり強いからなのですね。

外部委員ほど恣意的にイエスマンだけ連れてくることが簡単だからです。内部の人はなんだかんだ言っても、それなりに会社に対する愛もありますし、自分の生活もかかっていますから、あまり会社に変なことをしてもらったら困りますので、ちゃんとした経営をしようと思うわけです。しかし、外部の人はそういう直接的なインセンティブがありませんから、これでイエスと言ってくださいと頼まれたら簡単にイエスと言ってしまう人もいくらでもいるわけです。その人たちを連れてきて「外部からの意見を聞きました」「中立公正な第三者です」という形を繕うことはいくらでも可能なのです。それでは、本質的に何も意味がない。結局はその会社がどういう方針でガバナンスの体制を組んできちんとした経営をしていくのかという、そこが最終的に問われているわけです。事故調制度も同じ話だと思います。

水谷　そうですね。東芝の不正会計の問題。東芝のガバナンスなんて日本一優れている会社だと言われていたのに、そういう会社ですらああいう問題が起こるわけですから。いかに社外頼りが危険かということですね。

米村　もう一点はそのことにつながるのですけれども、結局、今回の法改正でできた医療事故調査制度は、法律の言葉で書かれていて、「～しなければならない」「～するものとする」というふうに必ず文末はそうなっているわけです。義務として書かれるということになります。これは法律がベースになっている以上、仕方がないのですけれども、本当に望ましい事故調査のあり方というのは「～せねばならない」ではなくて、「皆さん頑張ってこうしましょう」というふうに、一緒に頑張るというスタンスを出すことなのだろうと思うのです。

そういう意味で支援団体の仕組みは、法律らしからぬ仕組みです。法制度では普通あまりないような仕組みを今回導入したということだと私は理解しています。まさに「望ましい事故調査って何なのでしょう」ということを一緒に考えましょうという仕組みなのだと思うのです。

だからこそ「〜しなければならない」という書きぶりができなくて、支援を受けるという仕組みだけがあって中身は特定されていないわけです。具体的に何をするかは、皆さんで考えてくださいということなのでしょう。「どういう事故調査をするのが将来に向かって一番建設的で望ましい事故調査になるのでしょうか」ということを、それぞれの医療機関に考えていただいて、委員を選び、座長を選び、それをどういうふうに次の医療体制の改善につなげていくかというところを、一つひとつの医療機関、一人ひとりの医療機関管理者の皆さんに考えていただく。そういうことが求められているのかなという気がします。

水谷　他の関係の事故調査制度、例えば運輸安全事故調査、鉄道、航空などもそうですし、消費者事故調査もそうです。事故調査の制度を作ろうと思ったら、手続きはこうであって、何日までにこうやってという、様々な手続きが事細かに書き込まれるのが通常だと思うのですけれども、この制度はほとんど医療機関に白紙委任というか、ほとんど決められていないわけです。

なぜかというと、これはやはり社会から医療の関係者というのが信頼されているということも大きいのではないかと思いますし、そうである以上、国民からの信頼を裏切らないというのも非常に大事なことではないかと思っています。

調査報告書の取扱いについて

水谷　次は調査報告書について、少しお話を伺えればと思っています。省令を決めるときの委員会でも、患者さんに渡すかどうかで大議論があって、本来三時で終わるはずの委員会が四時になっても終わらず、二時間くらい延長した経緯があったように思います。

結論として、報告書を渡すということは義務にまではなっていません。ただ、「調査の目的・結果について、遺族が希望する方法で説明するよう努めなければならない」ということになっています。現状、先生方の医療機関では報告書の取扱いというのはどうされているのでしょうか。

有賀　私の記憶では、副院長時代からずっと医療安全を担当していますけれども、昭和大学病院では報告書という形で出したことはないと思います。外部から呼んでもそれぞれの立場でいろいろとお聞きします。それを麻酔科の先生は麻酔科の先生なりに、主治医は主治医なりに、カルテに、きょうの記録を全部書くように言います。議事録はもちろん記録として残します。医療者の残す記録という意味においては、亡くなったあとの記載もその人のカルテの後ろのほうに付いていくという形で、カルテに残しておきます。もちろんご家族には説明する。そのときに紙に解剖学的な絵を描いたりして説明すると思います。通常の医療行為の延長線上ですべて対応してほしいという話です。

ついでに言いますと、ご遺族に何らかの形であがなわなくてはならないと思うものがありますね。それはそれで弁護士さんと医療安全の事務に別途、そのときの話を始めてほしいとお願いしています。そして説明の途中から、ある日あるときからお金の話に変わっていく。最初からお金の話ではおかしいですから。それに主治医が一所懸命説明しているときに「ところで五千万円で手を打ちませんか」みたいな話にはなりませんので。だから最初は説明して、病理解剖の結果が出たら再度説明しますのでまたお呼びしますと言って、何回か説明するわけです。そのあと医療安全の事務のほうから切り出してもらって、「私たちとしては残念な結果について一定の責任はあると思いますので、その分については」という形で対応しています。

水谷　有賀先生の病院では、説明はするけれども書面は渡していない。

有賀　カルテをコピーして「どうぞ」です。

水谷　ご遺族の側から書面でくださいと言われたことはありませんか。

有賀　私の記憶ではありません。

水谷　説明で皆さん納得されたわけですね。

有賀　ええ。

水谷　それはまさにあるべき姿だったというわけですね。

有賀　だけど必要なときにお金は渡してますよ。（笑）

米村　その場で説明された内容をお渡しするわけですね。

有賀　もちろんそうです。基本的には書いたものと同じものをカルテに残してほしいとも言っています。昔だとカーボンの複写でしたけど今は病棟でコピーを取ってカルテに貼っておきます。

水谷　三木先生の病院ではいかがですか。

三木　基本的にはこの法律に基づく努力義務ということに基づきます。いわゆる報告書は作成します。基本的に家族にその現物を渡すことはしません。そして、有賀先生がおっしゃったような、誤解がないようにわかりやすくかみ砕いて一般の方が読んでわかるような文言で書いた文書を、別途作成してそれを使って説明し、それを渡す方向で考えています。

中島（和）　私たちの病院では、調査委員会を設置して調査を行うことは、患者さんや家族に伝えたうえで行っています。調査結果の説明は、患者さんの診療にあたったチームメンバーが、調査報告書の内容を踏まえて口頭で説明しています。数は少ないですが、調査報告書をほしいと言われたこともあります。そのときには全文をお渡ししてきました。

中島（勧）　私のところは、ここ数年は事故調査委員会に至るものが数年に一回程度であったことを前提でお聞きください。私が赴任したときにそれ以前に警察に届けられていて報道にもなるようなものに関しては、報告書を作成して結果的にお渡ししました。もちろん、それを使って訴訟を起こされるのではないかと考え、作成することにかなり慣れていないと内容が不安であると思われる話が多くなります。

私は文言を選んでいるというつもりはないのですけれども、基本的に初動が間違っていたり、われわれが問題と考えている点と違うことでトラブルになっているのが一番問題だと思うので、少なくともわれわれの考え方が十分に伝わるような内容の報告書を作成しています。

また、もちろんその言葉尻を捉えられるような文言では書かないようにしています。作成法について実際はもっと医療界で検討が必要だと思っています。ですので、私はこうした事例についてはお渡ししたほうが病院側の言いたいこともわかるし、少なくとも間違ったことで訴えられることはなくなると思いました。

私が医療安全を担当してからは六年半で一件だけ調査委員会で検討してもらい報告書を作成していますがそんなに厚いものではありませんでした。調査委員会を開催するかどうかは別にして、家族が納得いただけないような事例は多数あります。それについては有賀先生がおっしゃったような事故調査という名目ではなく院内で症例検討を行って、症例検討会の内容は診療に継続しているのでカルテに書くというのが良いと思います。病院長の署名の入った文書がほしいと言われても、医療安全対策センター長の私が「じゃあカルテに書きます」と言って、カルテに書いて、その部分をどうぞと言ってお渡しすることで一応とどめています。病院長からの書類がほしいという話は年に一〜二回くらいありますが、本質的対応ではないので、一切応じていません。

報告書を出すのを嫌がるのもわからなくはないのですが、例えばカルテとか検査データとか客観的な裁判で使われるような材料から想定できるようなものに関しては、どうせわかることですから、そういうものについての説明を報告書がきちんとできるようにしておけば良いと思います。時系列が多少間違ったカルテでも、検査データの時間などからこれは間違いですということがきちんと説明されていれば、こちらの主張は通ると思います。

そもそもみんながミスリードされるのを防げる。きちんとした説明ができるという意味で報告書は利用できると私は思っていますので、そういう観点で作っています。

水谷　今の議論を受けて米村先生いかがでしょうか。

米村　非常に難しい問題で、なかなかクリアなお答えができないということをあらかじめお詫び申し上げておきたいと思います。

この問題は、イメージしている報告書の内容や事故調査のやり方によって、だいぶスタンスが変わってくる部分がありそうです。普段それぞれの人が扱っている事案のタイプによっても考え方が変わってくるのかなという気がしています。

厚生労働省の検討会で大変議論になったのは、患者側の弁護士さんが報告書の本体を求めたら出してほしいということでした。そうすることが納得につながるのだからということをおっしゃったわけです。確かに不信感が募っているような事案に関しては、もしかするとそうかもしれないという気はします。

ただ、そこまで至らないようなケースを普段扱っている人たちは、「そんなものは出さなくたって誠心誠意説明すれば納得してもらえますよ」というスタンスでいらっしゃると思います。おそらく、患者側弁護士さんのところに話がくるという段階では、すでに遺族側は医療機関に対して相当の不信感を抱いていて、病院は話にならないから弁護士のところに駆け込んできたという状況なのだと思います。ですから、そこからスタートで交渉の席に着くと、もう医療側が何を説明しても「また嘘をついている」という反応でまったく聞く耳を持たれない。それでオフィシャルな調査機関が調査したものをそのまま出しなさいという話になっていくということなのではないかと、私は推測しています。

そういう場面だけを考えて、一律に遺族が求めたら出さなければならないという義務の形で書くのは、これは無理だと思います。ただ、他方で、一切出さないのが正解だとも言い切れないという気がしますね。したがって、ケースバイケースで判断するしかない、というのが正直な私自身の考えです。出したほうがいい場合も出さないほうがいい場合も両方あるだろうと思います。

ただ大事なのは、とにかくそこまで話がこじれる前に適切な説明を行うことだと思います。そこに至るまでいくらでも説明の機会があるわけですから。報告書が出て初めて「説明が十分ではない」と言われて、報告書を出すか出さないかというようなやり取りが起こるのは、その時点ですでに医療側として負けだと思います。その前段階できちんと納得が得られるような説明をしておくのが本来の姿で、そこが一番のポイントではないかという気がしています。

有賀　私も厚生労働省の会議に出ていたのでわかります。私は、あの会議で実は言わなかったことがたくさんあります。先ほど「報告書で大変苦労した」と言っていますが、報告書を書くのは本当に結構大変なのです。昭和大学病院で報告書を書くというルールがもしできてしまうと、私は相当程度赤ペン先生になってしまいます。結局自分で書くのかなというふうにずっと思ってきましたから。あの場で言わなかったのは「大変なことは嫌なんだ」ということです。だから「面倒みるのは嫌だな」というのは、実は本音です。建前上は「目的外使用は困る」ということを私もたぶん言ったのだと思います。心の中で何を思っているかというと、「そんな大変なのはしんどい。勘弁してほしい」というのが本音です。本音は言ってもいいんだよね（笑）。

水谷　吉田先生、司法解剖が事故調査の役割を事実上果たしてしまうという場合もあると思います。その場合、警察から内密にと言われ法医学の先生がひとりで抱え込むことになってしまうと思うのです。そういったことの現状と先生の独自の改善策というか取組みについて教えていただければと思います。

吉田　司法解剖は、検察官が医師を業務上過失罪で訴追できるかどうかを判断する証拠を解剖に基づく鑑定から示すために行われます。ですから、鑑定するというのは、裁判官じゃないのに、医療過誤の判断をしなさいということにもなりかねませんが、そもそもそんな鑑定は、専門家でない私にはできません。私は、たまたま東大に来たのが、都立広尾病院事件直後の一九九九年四月ですが、その後、警察の医療に対する介入が、司法解剖の依頼の増加の形で増えたのです。それで、検察庁に問い合わせをして、そういうことはできないから勘弁してくれということを言ったのですが、「それでもやってほしい」と言われました。

そこで、東大病院の先生に助けていただくことで対応しました。外科系の事故の場合、外科の先生に、実際に解剖室に来ていただいて、核心部分を〝執刀〟していただいたことも何度もありますし、カルテも十分読めるわけでもないので読んでいただいて、文書もしっかり書いていただくことで対応してきました。鑑定書もほとんど臨床の先生たちの意見に乗って作成してきたのが実情です。

ただ、医療事故が起こった後で救急搬送され、救急の先生たちが関わっていらっしゃるケースが少なくありません。事故などによる外傷の治療のため救急搬送され、その後の医療行為を経て死亡するケースも多いです。あるとき、救急の先生たちから「自分たちは散々助けているのに、お前たちは何もしてくれないじゃないか」というクレームを言われたことがありました。司法解剖の情報は、検察官が刑事法廷で出すまで、誰にも伝えてはいけないことになっています。でも、現実には、私は、鑑定にあたって、いろいろな臨床の先生方に情報を伝えたうえで助けてもらっています。そのことは検察官も知っていて、鑑定補助であれば、いくらやってもらっても構わないと言ってくれたのです。

そこで、少し人を集めて検討会のようなことはやれないかと考えました。検察に相談をしたら、厳密に秘密を守るのであれば、やってもいいというので、しばらく、検討会を続けました。その中で、こんな事例がありました。東大病院の先生が「死亡の原因は医療事故だ」と言ってくださった事例を提示した後、いろいろ議論をしているうちに「これは心筋梗塞による心臓穿孔でないか」と言う法医が現れ、その先生と、もう一回切り直して組織を見たら、確かに心筋梗塞による穿孔と判明したのです。ほぼ同じメンバーでしばらく検討会を続けていたのですが、検討会の経験をみんなで共有しているうちに、一方では医学的に非常に興味深く、診療の質の向上に役立つ事例が多いことに気づきました。また、医療事故の背景は様々であり、検討を通して学べることが多いことに皆が気づきました。

医療安全に関わる人材の育成のあり方

水谷　医療安全の人材養成の話に移りたいと思います。まだ今いらっしゃる先生方が現役でトップを走っているという状況で、これからどんどん後進を育てていかなければいけないのだと思います。

吉田　先ほどから、外部委員のことが問題になっています。私が感じるのは、固定したメンバーで同じような事例をたくさん見ていると、いろいろなことが見えてくるということです。大学病院では、院内で従来と同じように事故調査を進めるということが、今までの議論の中で言われていて、当然そうなるだろうと思います。しかし、例えば、東京都の医師会がやろうとしているような、中小病院の事故に対する支援機関主導の事故調査においては、地域において、固定メンバー中心に定期的に検討する場を作っておいて、そこで受け止めて、いろいろな議論をしていけば、いろいろな知恵が出てくると思うのです。三木先生が東京医大で毎月行っている〝死因・原因（M&M）〟委員会が参考になると思います。

モデル事業において、私は二十回以上委員になったのですが、一番感じたのは非常にレベルの高い議論をして、概要がホームページにはアップされて紹介されますけれども、何か本当に学んだような気分にはならないということです。また、一般の人や当事者でない医師が見ても、内容が面白いと思えませんし、再発防止に役立ちそうに感じません。これを解決するため、私たちの検討会のように、ほぼレギュラーのメンバーで検討する場（検討会）を地域に設けることができないかと思います。

私たちの検討会からは、ケースレポートが結構いいジャーナルにたくさん掲載していただけています。それはそれで、解剖屋にとっても業績になりますし、すごく楽しいことです。やっていて楽しいとか、学習のための事故調査ということをもう少し具体的にアピールしていく必要を感じます。それからもう一点感じるのは、中堅や若手の人たちの医療安全教育を考えた場合に、病理がやっているCPCの感覚で、地域や大学病院の死因検討会に参加できるように、もう少しオープンな検討会を地域に作れるとよいと思います。そのためには、情報管理や遺族の承諾の問題を解決する必要があります。

水谷　具体的に何か取組みをされているということはありますか。

有賀　臨床研修病院の臨床研修に関する第三者評価という仕組みがありますね。その気になった病院が一日コースでいわゆるサーベイヤーと称する人たちに来てもらって、決められた項目に沿ってずっと見てもらう。先程のお話しで国立大学病院同士でも実施しているようですが、その中に臨床研修医は医療安全を生涯にわたってやっていってもらおうということで医療安全や感染管理についてはそのようなつもりでチェック項目を入れて実施しています。一生懸命やっている病院から見ればその手のことはやっているだろうという程度ですが、実施していないところから見ると上級医というか指導医というか、そのあたりから理解してもらわないと駄目だというレベルのことがたくさんあります。医療安全の部分に関してはやはり後進をどう育てるかという話はこれから大事です。

吉田先生が今トップでやっておられる日本臨床医学リスクマネジメント学会も、そういう観点で若い人たちが入ってきて勉強できる仕組みの一環だとは思うのです。けれども、自分の得意分野が医療安全というような形を取っているような人はまだなかなかいない。たまたま医療安全部門に関わることになったとか、私もその担当副院長になってなんだかんだ言いながらやってきたというのが実態です。これからではないかという気がします。いかがですか、中島（勧）先生。

中島（勧）　こういうことが大切だということが認識され始めたのが最近なので、これからだということはあると思います。私自身はなぜやっているかというと、頼まれたからではなくて「やる」と言って勝手にやって、「じゃあやってください」と言われて始めました。今でも別に医療安全のポストには就いていないですがやっています。

例えば医師であって、ある程度以上の経験や立場にある人というのが、そういうことをしなければいけないという気持ちになるような教育というのがなされていれば、きっと誰もが医療安全をどうすればいいかと考えるようになると思います。

私の場合は特に救急部門にいるということがあって、緊急対応を要するような事例に全部触れるということもあったからかもしれません。私は国立大学病院にいるので国立大学病院の話かもしれませんけれども、そこで事故を減らすこととか、または事故が起こった際になんとか助けることに関わるというのが、その人のキャリアに対してプラスになるようにはなっていない気がします。一瞬ありがたいと思われるかもしれないだけのことです。

私はそれは当然やらなければいけないことだと思います。それに非常にトラブっていた症例がうまく円満に解決して、しかも頑張って治療していたら最終的に患者さんも退院してハッピーエンドということだってないわけではないのです。特に大学病院のようなところで、そういうことを体験することとそれを評価することができれば、もう少し教育を受けたいと思う人も出てくるのではないかと思います。

つまり、報告書を書いても別にインパクトファクターがあるわけでもないのです。私は自分勝手にそれが楽しいというか役に立っていると思われるのでやっています。しかし、他の病院の先生方のお話を聞いていると、それを評価しない病院とか組織を変えることが一番と感じます。教育しても仕方なく聞いているだけだったら何にもならないので、やはり使命感を感じるような教育をしていくことが大切ではないかと考えます。
　救急部門にいると人を助けることが自分たちの仕事で、それはうまくいくのが当たり前で、ということに意義を感じてやっている人たちが多いので、私はそういうことを自然に感じるのかもしれません。でもたぶんどの領域にもきっとそういう人がいます。評価してあげることが一番ではないかと思っています。

水谷　福岡県医師会の例をお話ししようと思います。福岡県医師会は平成二十四年から自主的な取組みとして、医療事故があれば医師会の担当者がその医療機関に行って調査をお手伝いするということを十三例やっています。そこが割とうまくいっています。
　事故が起こって頭が真っ白になっている医療機関に出向い助けてあげる。それで報告書を書いて遺族に説明してあげる。そういうふうに助けた医療機関の院長が「ありがとうございます。今度は私がお手伝いします」ということで、助けてもらった医療機関の先生が今度は調査のお手伝いをするという。こういう循環がきちんとできると、日本の医療事故調査制度というのはすごくうまく回っていくのではないかなと思います。こういう例はいかがでしょうか。

中島（勧）　ＩＣＵなどを見ていると結果的にうまくいかなかった事例が最終的にＩＣＵにきますので、それを見ていて思うことがあります。現場の先生方がこれはできることを十分にしているし過誤があるようには見えないしというときにも、患者サイドとトラブルになって、結果的に立派な准教授のようなレベルの医師でもやめていくような場合がありました。それを見ていてやらなきゃいけないなと思い、私はやるようになったわけです。そういう不幸な出来事を防げるようになったことで、今はすごく平和になっていて、あまり強く意識されなくなっているのですが、皆が意識しないようになったのできっと役に立っているのだろうと自負してやっています。たまたま私のいる病院ではそういうことを評価してくれているから、今私がさしたる研究もせずに大学にいられるのだと思っていいます。それがすべての医療機関でそうなっているわけではなさそうに思います。例えば先生が今言われたような普通の病院の医師会の先生方でもそういう経験ができれば、きっと次につながるだろうと思います。

米村　中島（勧）先生のお話には大変感銘を受けました。ただ、人材養成の仕組みということについては、なんらかの教育プログラムを用意しないと継続的に人が出てくるということにはならないと私は考えます。

実は、私がそもそも法律の世界に飛び込んできた理由の一つに、その点に関する考えがありました。医師たちは民事と刑事の区別もつかないというのが今の状況です。本当に法律というものがわからない。わからないものに手足を縛られていると思い込んでしまったり、何か起こったときにすぐに処罰されるのではないかという不安を抱えたりしながら仕事をしておられる。だから過剰に防御的な判断になってしまう。今回の医療事故調査の議論もそうだったと思います。

そもそも法律は国民の代表者が作っているもので、基本的には国民が作っているものという正当性が最後にはあるものなのです。だとすると、国民が正しく理解して運用するというのが望ましい姿ではあるはずです。このことはすべての法律について当てはまるはずなのですが、こと医療に関する法律に関しては、医療者が基本的なところをしっかり理解したうえで使うということがすべての医療者にとってプラスになると思います。これは私が常日頃考えていることです。しかし、残念ながら今の医師の養成システムの中では十分に法律の内容や考え方に関する教育がされないままで医師になってしまう。

このことは、普段は法律にかかわらず臨床医として診療行為のみを行っている先生方にとっても不幸なことだと思っています。しっかりとこういうところに気をつけて、こういうことを考えて日々仕事をしていれば大丈夫、ということがわかっているのとわかっていないのとでは全然違うと思います。そういう教育プログラムを何か用意しなければいけないと私は思い、それを作ろうという気持ちもあって医学から法律に専門分野を変えたわけです。

将来的には、医療の法律問題を扱う部門、もちろん医療安全のことも含むかもしれませんが、そのような部門をしっかりと医学部の中に作る方が良いと思います。これはニワトリが先か卵が先かよくわからないのですが、正当な評価を受けることが大事だと中島（勧）先生がおっしゃったのはまったくそのとおりです。それによってその病院の中で、一定のポジション、役割が与えられる。そのことによって、そこを教育の拠点にすることもできるわけです。

臨床実習あるいは初期研修のどこかのタイミングで、短期間で構いませんから、相応のリスクマネジメントなり法律問題の対応に、どっぷり浸かる期間を設けてほしいと思っています。そういう形で病院全体のシステムを見るところに一回身を置いてみると、今まで医学生として、あるいは研修医として勉強していただけの立場だと見えなかったものが見えてくると思うのです。医療を評価する眼でもう一度自分のやってきたことを捉え直すことができれば、それは一般の臨床医にもプラスになると思います。ぜひそういう教育プロセスを入れてほしい。理想論かもしれませんけれども、私の希望ではあります。

三木 私は脳外科を本職としておりますが、縁あって二〇一三年四月から医療安全を担当しています。東京医大では、WHOで作ったものを翻訳した医学安全教育プログラムという仕事がありまして、その引き継ぎの中で感じたことがあります。少し抽象的な言い方ですが、医療には光と影があると思うのです。光の部分はいろいろなところで教わる。一方で、これは一歩間違えればいわゆる被告になる、とかいうような恐怖心に煽られる部分があるということです。

それで患者安全を基盤としたWHOの医療安全教育プログラムを見ても、基本的にはその部分をしっかりと行ったうえでの医療でなければいけないということがコンセプトになっています。その中で何が大事かというと、まずすべての医療者が対象になるということと。それから基本的なコンプライアンスが守られているか。厚生労働省が見ているのは単なる医療安全のみならず、制度のコンプライアンスがきちんとできているかどうかまで突き詰めていなければいけないというところまできていると思います。そういう大きな枠組みの中での医療安全の教育の必要性は、すでに明らかだと思います。しかも、それがあったうえでの医療という建前が、私は必要だと思っています。

現実問題として東京医大でやろうとしている、あるいはやっていることをお話しします。まず卒前教育の中にいわゆるガバナンス・コンプライアンスの教育、それから医療安全の教育を一年生、四年生、それからポリクリのときにも、六年生のときにも、短時間ですけれども講座で取って進級査定に入れています。

また有賀先生からお話のあった研修病院の評価機構の強化のところにも関わるのですが、総合診療科を回っているときに一日とか二日、きちんと丸一日安全管理室で業務の内容を確認し、座学を含めてインシデント・レポートの通読から始める勉強をさせています。

それから東京地裁と協力して、医療裁判において医師が証人として出る裁判に全員を立ち会わせてその現場を見せています。そこで裁判官から医療訴訟の内容についての説明などを受けます。

将来的には、大学での卒後カリキュラム、初期研修の中で、あるいは当院での後期研修の一年目の中で一カ月程度安全管理室に勤務させるプログラムの提案をしています。これをここ一、二年で進めていきたと思い現実にやっているものもあります。

有賀　そのような話はこれからどんどんやっていかなければいけないと思います。三年くらい前、確か文化系の先生お二方と私と高久先生が病院管理のシンポジウムの中で、組織的な医療という話をどういう形で適切に教育の中に入れていくかという話をしました。これから複雑化する難しい治療がいっそう展開する中では非常に大事だという問題意識がありましたから、少しその話をしました。高久史麿先生が「多くの病院長と同じように私も卒業して国立国際医療センターの院長をやったときに初めて病院管理というのをやったような気がする」という内容の発言をされていました。だからこそ学生時代には基本的なスキームについて勉強する。そして、そのあと卒業してもしばらくたって上級医として、それから十年選手となるにつれて、学生時代に教わったスキームはこういうことだったのだということを繰り返し確認するような形で頭に入っていって、そして最終的に組織的な医療ができるようになることが大事なのだという話をしました。

そうしたらなんと、フロアから看護師さんの発言がありました。有賀さんが言われたことは「私たちはマッカーサーに教わった」と。GHQが来て看護管理を教わったというのです。当時、わが国においても大学医学部に病院管理学教室ができた。しかし、お医者さんたちは管理学を一切発展させてこなかった。有賀さんが初めてまともなことを言ったという発言がフロアから出ました。僕はなんだか狐につままれましたね。

だから医学教育の中にそういう価値観がほとんどなかったことは事実ですね。昭和大学の中で言うのですが、昭和大学には保健医療学部の中に医療マネジメントコースがあって、そこは大学院生らを採用することができる。中島先生のおっしゃった言い方をすると、大学の中で次の後輩を育てるための理論立てのような部分については相当程度きちっとできるだろうと思っています。ただ、私はその講座の教授に、「結局は白兵戦もやらなければいけない」と言っています。一つひとつの症例で医学的にも社会的にもトラブルになっているという中で、機関銃を持ってでも戦うというイメージです。ですから、私はどちらかというとずっと陸戦をやってきたけど、あなたはまだ空中戦しかやってない。やはり両方勉強した方がいいという言い方をしています。

おそらく学生さんにも、体系立った組織的な医療のさまをきちんと教育できるような仕組みがまずは必要で、それから医療安全管理の部屋に行き、そこで長年関わってきている方のあとを金魚の糞のようについて回り、何をやっているかを見る。このようにして白兵戦の部分を学ぶようなことも、これからますます必要になってくるのではないかと思っています。

三木　そのほうが理解は早いですよ。

有賀　そういうことを病院の仕組みというか医学部の仕組みというか、次の世代を担う医者たちをつくる中でやっていかなければいけないのではないかという気がしますね。

ちょっと話はずれますけれど、専門医制度を作ろうとしていますね。結局、臨床医の話は山ほどあるのですが、病院管理とか社会学的な観点ではほとんど誰も何も言わない。そういう片手落ちの議論をしている。本当にいい専門医制度にしようと思えばもっと視野を広げる必要がある。

三木　おまけみたいに安全管理のＦＤを付けて、クレジットの一部に入れるようでは期待できません。

有賀　そうそう。それは専門医を更新するときにそれを入れなさいと言っている。だからまったく無視はできない。しかし、もっと言うと、医学部に入ってきて将来患者さんたちをみる立場の人たちに、その手のことを体系立てて教えていくという話がきっと必要なのだと思いますね。米村先生、そういうことですよね。

米村　そういうことです。

三木　中島（和）先生のお話を聞きたいのですけど。

中島（和）　今後の医療安全を担う医師を育成していくためには、もちろん医学教育も大事ですし、医師のキャリアパスにつながるような仕組みも不可欠です。専門医の教育の中にももちろん必要です。また、医療安全が失敗のトラブルシューティングとか、看護師長の仕事だとか、臨床と安全は別などと誤解されているのであれば、そうではないということを示していくことも必要になります。吉田先生がおっしゃられたように、医師は新しいことを発見したり、解決方法を見出したりすることには興味があります。学問的なモチベーションや達成感こそが、次世代の「実践の科学」を担う人材育成のキーワードではないでしょうか。

支援センターに期待される役割

水谷　最後に、支援センターに期待される役割についてご意見をお願いしたいと思います。

中島（和）　安全を科学の問題として、学際的にダイナミックに取り組んでほしいと思います。これは個々の医療従事者や医療機関でできることではありません。

医療は複雑適応システムです。医療システムやサブシステムを構成する人々やテクノロジー等は膨大な相互作用をしており、そのためにシステムはダイナミックに変化し続けています。また、そのようなシステムで働いている医療者は、与えられたリソース、環境、制度の中で、適応し続けながら仕事をしています。

そのようなシステムで起こることは単純な因果関係では説明できないことが多く、システムの構成要素の相互作用から生ずる創発として捉えられています。しかしながら、現在の安全対策は、「調査の中で見つかったものだけ修理する」「修理できるものだけ修理する」という、いわゆるパッチ当てに留まるものがほとんどです。システムを頻回にいじくり回し、部分最適化ばかりを続けると、不安定なシステムはますます不安定になります。でも、個々の医療機関でできることは、このあたりが限界なのです。

医療安全の全国的な仕組みでは、システムをもう少し広く見て、複雑で脆弱なシステムをできるだけ安定的に制御する方法を探求してほしいと思います。そのためには工学系の専門家の関与やイノベーションのための研究・開発が不可欠です。医療における安全を医療と法曹の専門家だけで考えることには限界があります。

水谷　そのあたりが今後できる支援センターに期待される役割ということになりますかね。*

中島（和）　できれば期待したいところですが。

水谷　そういうセンターであるべきではないでしょうか。

中島（和）　今回の医療事故調査制度の創設に関する厚生労働省の検討会では、報告対象事例や報告内容等の入口の議論が中心でした。しかし、本当に大切なことは、医療安全を向上するためのエビデンスや手法をどのように出していくのかという出口の議論です。このことは、私が厚生労働省の検討会で参考人として意見を述べたときにも強調した点です。有賀先生と一緒に監訳させていただいたＷＨＯドラフトガイドラインにも、国レベルで行う学習システムが機能するためには、有害事象報告を収集する第三者機関では、専門

＊　医療安全調査機構の報告によれば、相談件数、事故報告件数、調査報告件数は、次の通りであった。

	相談件数	事故報告件数	調査報告件数
平成二七年一〇月	二五〇件	一九例	なし
一一月	一六〇件	二六例	一例
一二月	一八七件	三六例	六例
合計	五九七件	八一例	七例

右記の相談件数には、支援団体が受けた相談件数は含まれていないため、支援団体が受けた相談件数を含めれば、相談件数はかなりの数にのぼると推測される。

家による分析、タイムリーさ、システム指向の対策提案が行われることとあります。今回の制度では、ここの部分ははっきりと決まっていないように思います。本来であれば、本制度が「医療の安全を向上させる」という機能を果たせるように、出口についても最初からきちんとシステム設計がなされていることが必要だと思います。

水谷　そうすると、センターはどうすれば中島（和）先生のおっしゃる理想に近づけるのでしょうか。

有賀　どうするもなにもやはり、運営する人たちがある意味〝高邁な哲学〟を持たないといけないでしょう。それがあって初めて物事のスタートラインにつく。それがなければできないです。だから「大丈夫かい？」とみんな言っているわけですよ。

米村　今回の厚生労働省の検討会の議論を聞いていて、私はつくづく感じたのです。この話は、法律家が議論すると、かえって良くない。水谷先生の前でこういうことを言うのはなんですが（笑）。

水谷　その通りだと思いますよ。余計なところに口を出さないというのはわれわれの最大の矜持として持っておかなければいけないと思っています。（笑）

米村　医療安全というのは本来、法律の問題ではないのです。法律家が出てくるとどうしても紛争解決だとかトラブル防止だとか言うので防御的な反応になったり、なんでもカルテに書いてくださいという対応になったり、本質的ではないところに話が落ち着きがちになったりします。その悪いところが今回の議論に出てしまったというのが率直な印象です。医療安全は、まさに臨床医療の一部なのです。その観点からきちんとした医療安全の仕組みを作る、その一環としてのセンターという位置づけでないと、意味のある制度にならないと思います。

臨床医療に通じた人がセンターを運営し、センターの報告書も各医療機関の日常業務の中で活用していただくというふうにならなければいけません。さもないと、結局、国費を投じて制度を作っても何の意味もなかったということになってしまうだろうと思います。

中島（勧）　それが本当にどのようかはわかりません。私は楽観的というか前向きなことばかり言っているようで申し訳ないのですが、私はこのなんとかセンターとかなんとか団体とかが、みんな本当に医療を安全にして医療を良くしようという気持ちを持っていなければいけないと思うのです。

看護師さんなどは日常業務の中で非常に限定されたところだけで言われるからそうなのかもしれないけれども、「やらなきゃいけないからやる」とか、「すごく確認をしなければいけないので仕事が増えた」とか、そういう本質的な目的を逸したこと、例えばこれだったら届け出るのが大変だということばかりが強調されているように感じます。安全に医療を提供したい、医療をもっと良くしたいということを本当に思っている人もきっといると思うのです。

ですから、そういう議論にならなかったのが非常に残念です。今となっては仕方がないのですが。少なくともそういうことを真剣に考えている人、例えば平和や秩序を守るために警察とか消防とかに就職したい人って世の中にすごくたくさんいて、人気のある職業だと私は思っています。倍率も高いし。でもなぜ医療に関してはそういうことを考える人がそんなに多くないのか。もしかしたらそれは学生の教育とかの問題なのかもしれません。評価がないせいだと思ってはいます。

そうは言ってもきっとたくさんいるであろう、点在しているであろう、本当に医療を良くしたい人、自分がこうやったおかげでこんなに良くなっただろうということを誇れるような人というのを、見つけ出すことです。

中島（和）　先生が支援センターに行ってください。

中島（勧）　自分の施設の救急も大切なので（笑）。

吉田　私は解剖屋なのでその世界しか知らないのですが、オーストラリアの話についてお話ししたいと思います。オーストラリアの死因究明は世界のトップ水準かも知れません。つまり、オーストラリアの中でもメルボルンを中心とする地域がとりわけ進んでいて、人口五百万人くらいの地域で年間三〇〇〇くらい解剖をしています。そのうちの一〇〇〇くらいがなんらかの医療を受けた事例なのです。すべてについてカルテを取り寄せ、看護師と医師の評価チームが一定の様式でチェックをして、毎週カンファレンスを開いていますす。そこにその人たちと、コロナーという死因究明を専門にするような行政官と法医が集まって、二十人弱くらいで事例検討をしています。

そもそも、コロナー制度というのは公的な死因究明のための制度ですが、診療関連死はすべて調査対象となっているのです。死因究明の最終段階で、コロナーが死因は何であるとか事故死であるとかということを言うのです。二〇世紀終わりころから、そこのコロナーの主任をしていた人が、「死因究明は事故の再発防止のため」というスローガンを高らかに宣言して、その在任期間中、続けたのです。そして、医療事故に限らずあらゆる事故について、オーストラリアの異状死の全国版データベースに情報を開示し、コロナーとか法医とか登録した学者たちがアクセスをして、事故の再発防止のための議論をし、学術上の利用もできるシステムを作ったのです。実務上、自分が扱った事例に似た事例を探していくと、とても細かいデータが記載されています。死因究明をしながら、結果的には事故の再発防止に役立つ議論を、固定メンバーで毎週やっているのです。

コロナーは、ある地域の死因究明の責任を負う行政官です。重要な事例については法廷を開き、そこでは裁判官の役割を担いながら、いろいろな証拠を集めて、認定し、公式に死因を決めるのです。ビクトリアのコロナーは、さらに、事故の分析と提言をします。例えばリドカインや塩化カリウムの過剰投与事故の例では、同じような事例を一つの検死法廷に集めて、事故原因を議論しながら分析して、最終的に、関係者や機関に、再発防止策を提言します。例えば製薬企業に対して、あるいは行政官に対して「具体的にここを見直すように」ということを言えるのです。

もう一つは、クリニカル・リエゾン・サービスといって、解剖情報、あるいは検討会における診療経過の評価を、必ずその病院にフィードバックしているのです。そのうえ、登録した多数の医師にA４用紙一枚分くらいの電子メールで、事故の再発防止に役立つ情報をどんどん送りつけているのです。それが非常に簡潔にポイントを押さえて記載されていて、非常に興味を引くような内容になっています。

今回の事故調でどこまでいけるかわかりませんが、みんなで協力するということと、再発防止のため、あるいは、学術的な発信ができるという仕組みを、無理をしてでも作らないといけないだろうなと思います。

水谷　誰かがやっぱりそういう提案をされるべきでしょうね。両中島先生のようなすぐれた先生方がそういう提案をされて、発信をしないといけないのではないかという気がします。

中島（勧）　確かに受付機関でしかないような感じになってしまうといけませんね。あまり意味がないとみんなが思ってしまうと駄目ですね。

水谷　さて、この医療事故調査というのは、社会のシステムの中の一環だと思います。世の中の他の社会システムとどのように関わっていくかというので今の議論を受けると、医療安全のためなのだから社会のシステムからは離れて、別個に医療安全だけを追及したほうがいいというのはもっともなことであると思います。

他方で、やはり医療事故ということで遺族の側が補償を求めたり賠償を求めたり、それが高じて刑事訴訟に発展したりという問題も現実の問題としてあるのだと思います。では、今の医療安全のシステムは別として、そちらの問題と今後われわれはどういうふうに向き合っていけばよいかということについて、何か示唆があればと思います。

中島（勧） 先ほど米村先生が言われたように、医療者にとって医療の中で関心を持つべき比率からすると、法律に関係したようなことというのは結構大きいと思うのです。そもそも医師免許というもの自体が法律で規定されています。そういう意味ではもっと社会を知る。幅が広くなってしまいますけれども、少なくとも自分たちに直接関わるような制度とか法律をまず学ぶことから始めるべきかと思います。そうでないと医療は医療だけでと言っていてもなかなかそうもいかない場面もありますから。まずはルールを知ってそのうえで対応する。医療安全は医療安全だけでと、そうは言っても、やはり社会の中で他にも同じように業界がたくさんありますから、医療だけ切り分けてはできません。そういうことを学ぶような制度を作っていく必要があります。学生教育に取り入れるべきなのか研修に入れるべきなのかは別として作っていかなければ、いつまでたっても偶然起こった運の悪い事例でおしまい、という感じになってしまいます。それを学べるような仕組みという意味ではこういうセンターとかがその役割を担ってもいいのかもしれません。社会に対して医療は特別だからと言い続けるだけでは、きっといつまでたっても患者さんのご遺族、または社会からの批判を受ける状況は避けられません。もちろん、どのようにやっても批判は出るとは思いますが。ですが、本件は逃れられない問題であると思います。まずはそういうことを学ぶ機会とか学ばせるシステムを構築するという考えが必要です。残念ながら、今は全然ない。ですから米村先生とかが今後、そういうことを担っていただけるのではないかなと、今日お話を伺っていて大いに期待した次第です。

三木　中島（勧）先生のお話を聞いて本当につくづく思ったのは、教育もそうですけれども、今回の社会の仕組みができた以上は進めなければならない。時間はかかると思いますが、これを良い形できちんと再発防止策につなげていって、目に見えた形での何らかの進展が見られてくれば、より社会の信頼を得られてくると思います。今までどおりにきちんとやり、弱いところは弱いところとして認識しみんなで支援していく形でやっていくことによって、社会的に評価を得る。医療界の評価や信頼感を取り戻すためのチャンスと捉えてやっていくしかないのではないかと思います。

中島（和） 社会も医療も複雑なので、医療事故調査制度だけでとか、病院のトップダウンの仕組みだけで、医療安全を向上したり、患者さん・家族と医療者との信頼関係を築いたり、紛争を減らしたりというのは無理だと思います。社会や組織の縦横斜めの枠組みに加え、個人、チーム、組織といった様々な仕組みと相互関係性の中で、患者さんや家族とうまく信頼を保ちながら、医療を行うことが大事だと思います。なぜなら、医療現場には本当にいろいろなケースがあり、たくさんの対応のレパートリーが必要だからです。

水谷 なるほど、その通りですね。

三木 今の話を聞いてまた自分の振り返りになるのですけれども、最後の基本は患者と医師の信頼関係、本来の人間関係性があったらこんな法律はまったく不要ということですね。つまり、安全管理室なんかがあるから世の中おかしくなってきたのだと思いたくなる事例もある。ちょっと余談になりますけれども、上司（オーベン）にも相談しないでなんでもかんでも安全管理室に電話をかけてくる。「それではどうしたらいいですか」と相談を進めると「他は誰も知らず私が困っているだけです」という話になってしまう。

それからメディエーター制度もそうです。私は外科医ですから医師と患者の信頼関係は一番です。人が自分の目の前に麻酔のかかった状態で裸になって、私にメスを持たせてくれる関係というのは、人間の関係で一番重いものだと思っています。その中に他人が入る必要は何もない。困ったときは自分が全身全霊でその人を助ける決意で手術するというコンセプトでできていたのです。しかし、世の中のいろいろな状況が変わり、安全管理室とかメディエーター制度などができて……。余談で申し訳ありませんが、こんな例もありました。

若い非常に腕の立つ後期研修医がきました。「先生、こういう考えがあります」と私に言ってきたのです。「私は、ＩＣ（インフォームドコンセント）が下手です。だから術前のＩＣと術後のＩＣはメディエーターに頼みます。私は手術場で完璧な手術をします。そういう医療にしてくれませんか」と。メディエーター制度が注目されてきた頃の話です。

「私は一〇〇％の腕を持っています。その努力をします。ですが、患者さんと話すのは得意ではないし、患者さんの長い話に付き合う気もありません。ただ、腕だけは一〇〇％努力しています。だから術前はメディエーター制度を入れていただいて、承諾書も取っていただいて、術後のＩＣも全部してもらいたい」と。こういう医者も出てきてしまっているのです。本当に頭が混乱しています。すみません、余談で。

有賀　それはもう余談の中のまた余談かもしれませんが、もし本当にそれがそうだったら、医学部に六年間もいく必要はないと私は思います。私は先輩に「高校一年生からオペを教えればクリッピングの手術なんて二十数歳になったお前に教えるよりよっぽど楽だ」と言われたことがあります。

「いくらでも上手いオペレーターは作れるよ。だけど、なぜ医学部を出たあなたに俺たちが教えているかというと、医療というのはそういうものなのだ」という話をしてくれました。別に私から議論をしかけたわけではないけれど、どういうわけかそういう話になりました。

今のような話はたぶん言葉は変わっているにせよ、似たような話はたぶんあったと思いますよ。「オペは上手いけど患者に関してはからきしどうにもならない」という医者は昔からいた。今は素直なよい子がたくさん出てきたから、先生の前でそう言っているんですよ。

三木　だからクレーマーの相手もまったくできませんね。

有賀　それは社会の一部としてそういう人の存在を認めるということであればそうだけど、そういう医者に診てもらいたいですかと聞いたときに、「診てもらいたい」と言うような人がいるならそういう人だけを面倒見る病院に行ってもらえばいい。そういう患者を受けたら「わかりました。違う病院に行ってください」と。これしかない。おそらく。

三木　そうですね。

有賀　先生のような気概を持ってやっていただくことは極めて重要なのですが、それにも増して重要なのはチームプレーだとか、複雑系を認識したうえでの組織的な医療なのです。だからそういう観点で、組織的な医療についてきちんと守りたくないとか、それが嫌だという人はやめてくれと私は言いますよね。

三木　中島（和）先生がおっしゃったようにとにかくいろんな多様性・状態（複雑系）が

ある中で、こういう努力をしなければいけないということですよね。

中島（和）　患者さんや家族にしてみればいろいろなオプションがあって、どこかにうまく着地できることが大事だと思います。

三木　そうするとトータルな満足度ですかね。

中島（和）　胆力があって高いコミュニケーションスキルを備えた医師が多いに越したことはないですが、そうでない場合でも、病院全体として、また地域医療として、良い医療を個々の患者さんに提供できれば良いのだと思います。スナップショットでは良くないことがあっても、全体としてうまくいっていることもたくさんあります。

有賀　究極的にはまったくその通りです。そういう仕組みについてそれぞれの立場において知っておいてもらいたいということ。それから病院長はそうことについていつも気を遣っていないといけないということは間違いありません。

三木　まったくそうです。

有賀　事故が起こったときになぜこの患者をもう少し密にみていなかったのかという話は個人的には出ます。出ますけれども、それはそれとして、麻酔科の教授に「ＩＣＵの管理の件でよろしく」という話をしておく。皆が忘れた頃に「もっと密に患者を管理することにしました」というようにルールを定めてうまく改善していく。こういうことです。結局、奥が深いですよ。

おわりに

水谷　まとめに入りたいと思います。医療事故のみならず、あらゆる分野での事故調査は、ヒト・モノ・カネが必要となり、それに携わる者は洞察力、コミュニケーション能力、分析力、文章力、など多彩な能力が求められます。さらに、各医療機関において、医療安全のために事故調査を必要と感じ、積極的に協力する土壌が必要となると思います。

有賀　つまり、事故調査にあたる人材の育成のみならず、その調査に協力する社会的な土壌も必要になるということですね。

水谷　これらを総体としてみれば、医療事故調査はひとつの「文化」だと捉えるべきでしょう。文化の育成には時間が必要です。改正医療法は、あまねく日本中に事故調査の文化の種をまきました。その果実は国民全体および全世界で享受できる文化的財産になると思います。大切に育てたいところです。

〔平成二十七年八月二十七日　於：丸の内ホテル〕

有賀　徹　あるが・とおる
昭和大学病院院長。日本救急医学会監事。1976 年東京大学医学部卒業。日本医科大学付属病院救命救急センター、東京大学医学部附属病院救急部、公立昭和病院救急部長などを経て 94 年より昭和大学医学部教授、2010 年より現職。日本救急医学会・日本臨床救急医学会代表理事などを歴任。2012 年 4 月から全国医学部長病院長会議 大学病院医療事故対策検討委員会委員長、13 年 9 月から東京都医師会院内調査委員会ワーキンググループ委員。日本臨床医学リスクマネジメント学会副理事長

水谷　渉　みずたに・わたる
1998 年明治大学法学部法律学科卒業後、2004 年弁護士登録。県立大野病院事件などの実務活動とともに、公益社団法人日本医師会総合政策研究機構において、医療刑事事件の調査・研究活動や医療事故調査制度の政策提言等を行う。

へるす出版新書　024

賢者の規範「医療事故調査制度」

発行日　2016年 2月 12日　第 1 版第 1 刷発行

編　者　有賀　徹・水谷　渉
発行者　佐藤　枢
発　行　株式会社へるす出版
東京都中野区中野 2-2-3　〒 164-0001
TEL［販売］03-3384-8035　FAX［販売］03-3380-8645
振替　00180-7-175971

印刷・製本　広研印刷株式会社

ISBN978-4-89269-873-6
へるす出版ホームページ http://www.herusu-shuppan.co.jp